LOCUS

LOCUS

LOCUS

LOCUS

Smile, please

smile 64
100天變成晨型人的方法
00NICHI DE「ASAGATA-NINGEN」NI NARERU HOUHOU
作者：稅所弘
譯者：成玲
封面插畫：荒木慎司
責任編輯：繆沛倫　美術編輯：何萍萍
法律顧問：全理法律事務所董安丹律師
出版者：大塊文化出版股份有限公司
台北市105南京東路四段25號11樓
www.locuspublishing.com
讀者服務專線：**0800-006689**
TEL：(02) 87123898　FAX：(02) 87123897
郵撥帳號：18955675　戶名：大塊文化出版股份有限公司

總經銷：大和書報圖書股份有限公司
地址：台北縣五股工業區五工五路2號
TEL：(02) 89902588　FAX：(02) 22901628
製版：瑞豐實業股份有限公司
初版一刷：2008 年 5 月
初版二刷：2008 年 7 月

定價：新台幣280元
Printed in Taiwan

100天變成
晨型人
的方法

稅所 弘◎著
Hiroshi Saisho
成 玲◎譯

前言

早起的好處

在近來所謂健康熱潮、減肥熱潮中，早起是最基本的方法。它不需要額外花費，而且不只對健康有好處，還能使頭腦運轉速度變快、養成積極的態度。關於早起的效用，書籍、雜誌、電視節目中都談論很多，近年來因爲大腦生理學與心理學等領域的發達，早起的好處也得到了科學的證明。

我們小的時候，「早睡早起」就是成爲「好孩子」的條件之一；日本諺語有「早起三光，晚起三慌」（比喻收穫很多），也就是英文所說的：「The early bird catches the worm.」（早起的鳥兒有蟲吃），不管東西方，推崇早起的格言和諺語實在是不少。

早起包含了各種意思，對我們而言，就是如果有希望改進的事情，就一定要做到好爲止。另外一方面，也可以從公司或學校的上班上課時間來看，社會一般的規律從十年前到現在，幾乎沒有什麼改變，但實際上，日本人的起床時間，卻每年一分一分往後延（根據NHK調查）。一九七五年，大約是早上六點十七分；到了一九八五年則是六點二十七分；一九九五年已經變成六點三十七分了。

認爲早起是好事的說法，已經有了轉變，如果可以做得到，我相信人人都想早起，但實際上卻很難改變夜間生活的慣性；無法養成早起的習慣也成了不爭的事實。我過去寫過與早起有關的書籍，曾經提過早起的效用，也提過培養早起習慣的詳細實踐計畫。要養成早起的習慣是需要努力的，現代年輕人常以早起爲苦，視早起爲障礙的話，當然就很難長期維持下去。

以當前經濟高度成長而言，如今已不是員工拚命的時代，也不是蠻幹就行得通的時代。在這樣的社會化風潮中，我自己也開始嘗試從我的研究所所屬的世界睡眠學會、日本睡眠學會等很多學會和研究團體中，獲得最新的研究成果，以「自然而然可以做到」、「不知不覺養成早起習慣的方法」等觀點而歸納出的這本書的前身。在本書中，我根據之前的單行本版本再加以增加、修訂，因而有了這本書。

我的單行本出版四年來，讀者提供給我各種感想和意見。其中很多人都對於我提出「早起」與「晨起」的不同之處感到很有興趣。日本人平均的起床時間是早上六點半左右，如果比這個時間早一個半小時，也就是五點左右起床，就可以稱作「晨起」，通常有這個習慣的人就是所謂的「晨型人」。現今電燈普及，夜晚也是明亮的，可以自由活動，特別是都市，早上、下午和晚上都已經沒有什麼明顯區別。當然不得不在夜晚工作的人也增加了。例如，在便利商店擔任夜班的店員，他們下班後回家，在凌晨兩點左右就寢，然後五點起床的話，睡眠時間只有短短的三個小時，這樣不僅有害健康，對這些人，突然要他們「晨起」，也是強人所難。

因此，爲了順應現在社會情勢無法「晨起」的情況，在「晨起」之前應該進行的階段是「早起」。

例如，半夜兩點就寢，六個小時後的八點起床的話，這種人就可以算是「早起」。清晨四點就寢的人，如果早上十點起床的話，也可以算是「早起」。也就是說，不管上床的時間，依照規則正確睡滿六個小時的人，這種人就可以稱爲是「早起」。

姑且不論是深夜工作者，或只是看電視、錄影帶，或是無意義地熬夜，甚至耗時間在網路上的這些人，如果某天睡眠是三小時，隔天是四小時，然後假日不睡十一小時就不起床……的確，他們的平均睡眠時間是六個小時，但這是不健康的睡眠習慣，這種不規則的睡眠法，會讓自律神經失調、意志變得薄弱、判斷力也愈來愈遲鈍。

應該要先了解每個人的生活與睡眠，如果養成六個小時規律的睡眠習慣，之後就一點睡覺七點起床、十二點睡覺六點起床、十一點睡覺五點起床……，這樣的話，就可以慢慢地轉變爲早起者。

首先，要經常在心裡謹記實踐「早起」的念頭，這不會沒有用，這是爲了在不知不覺間轉變成爲早起者的第一步。

然後，如果一年後要考大學，或是要自己出來開公司，或是想要升官，不管是什麼，如果有了大的目標，就無論如何也得實行「早起」，並期望自己成爲「晨型人」。

據說人類大約一百天就會結束一次新陳代謝，所以身體也會在這個週期內適應早起。因此一百天之後成爲早起者是可以期待的。

十幾年前泡沫經濟時，金錢或財物都很容易到手，這是社會全體的福氣。但是現在日本經濟極度的低迷，已經到了很嚴酷的景況。這個時候最讓人在意的是可能減薪、裁員等壞消息，因而許多人的進取心和精力都消失了。

每年就算社會狀況改變，人本身卻不會跟著改變。就算因不景氣而減薪，上班的時間既不會延後，一般人也不會錯過任何一頓飯。基本上，跟過去的生活沒什麼兩樣。

社會在改變，如果自己的心也跟著改變，就會非常不安定。這就是社會在改變的衝擊中「夜型人」變多的緣故。

相對的，不管社會情勢變得如何，「早起」的生活形態沒有改變，而且自己的心也很安定的話，就絕對可以突破困境。實際上，本書所介紹的各個企業家，都是不管社會的變化如何，自己依舊貫徹「晨型人」的生活形態，因而維持身心的健康狀態。無論社會怎麼不安定，與其說自己本身沒有改變，不如說是因爲沒有受到心理上的不安或憂慮的干擾，而增加了自信。

人生的意義，可說是同樣事物的重複，而所謂的意志或是進取心，如果只是一時的激進，還不如可以長久穩定的發揮來得更有意義。所謂的自信，其實就是來自這些事物、經驗的累積。

目次

第二章　爲什麼「晨型人」合乎道理

第三章　爲什麼晨型人的心靈、身體與頭腦都比較好？

第四章　爲什麼不知不覺會成爲「晨型人」？

第五章　認識自己是成爲「晨型人」之道

1

為什麼不能成為「晨型人」

§ 早起一點靈 §

Early to bed and early to rise, makes a man healthy, wealthy, and wise.
早睡早起使人健康、富有又聰明。

Go to bed with the lamb, and rise with the lark.
日出而作，日入而息。

The early bird catches the worm.
早起的鳥兒有蟲吃。（捷足先登）

無可救藥的晝夜顚倒

山之內真（十九歲）落榜一年之後，終於錄取東京的著名大學，春天時開始意氣風發進入大學就讀，每天忙著功課和打工……

日子過得飛快，山之內同學愈來愈忙，因爲開始希望有屬於自己的時間，便辭去打工。山之內同學變得混亂的生活，就是從這時開始的。

原本每天早上就容易覺得無力，漸漸愈來愈不想起床，加上他對上大學的認知並非爲了學習深奧的內容，對大學也沒什麼期待，因此常常懶得去上課。

以前爲了打工和上課，還會勉強起床，現在從八點、九點、十點，起床的時間愈來愈晚。

剛開始蹺課還多少有些罪惡感，最後是根本毫不抵抗，直到他來我的研究所來找我商量之前，起床時間竟然已經是下午四、五點。理所當然，起床時間變晚，連帶睡覺時間也變晚了，通常是清晨四、五點時才睡覺，完全過著日夜顚倒的生活。

如果這樣的生活繼續下去，不僅自律神經會失調，身體當然也會變得很不舒服。稍微走一下上坡路就會喘不過氣來、稍微動一下就會心跳加速，這樣下去很有可能會成爲廢人。

就連他自己都知道這樣的情況繼續下去不行，但即使想要改變日夜顚倒的生活習慣，因爲已經完全失去人生目標與自信，怎麼想也沒辦法。

這個時候，山之內同學偶然從電車的窗戶看到我開設的早起身心醫學研究所的看板，就下車來到這裡。

以他的情況來說，改變生活節奏是首要的事，因此我指導他一定要實行早起與晨間散步。開始的第一、第二天，早上是我打電話叫他起床，到了第三天之後，雖然他一邊抱怨「好辛苦、好吃力」，卻可以自己起床了，而且不只如此，他似乎也找回了健康的時間管理。

隔週開始進行輔導，我讓他找回失去的自信。之後三個月的時間，山之內同學不只身心恢復正常，也找回健康的身體，對於進入大學的目標也似乎更有把握了。

成為夜貓子的大陷阱

在保險公司工作的加藤正弘（二十九歲）已經無精打采兩年了，他失去剛進入公司時的開朗神氣，眼神無光，總是非常疲累，步伐沉重……

讓加藤先生困擾的慢性疲勞，是從被提拔爲小組領導人後開始的。每天他要聽工作人員的報告，還必須整理這些報告資料；每天晚上八點才從公司下班，回到位於近郊的家裡都已經將近十點了。

他原本就喜歡喝酒，但絕不會喝過量。不過擔任部門主管以後，酒量逐漸增加。要聽部下的牢騷、要幫忙個別輔導、要請求其他部門協助、要得到上司的理解……喝酒的理由與機會非常多。同時他還經常把報告帶回家做。

回家的時間愈來愈晚，十一、十二點才回到家的情況已經半年多了。喝酒的日子，他一定得把工作帶回家處理，就像一日醃的醬菜一樣，務必要把報告完成。因此睡覺時間必然延遲至兩、三點，有時候甚至將近四點才睡覺。經常睡到上班快要遲到了，他才願意離開被窩。沒吃早餐是常有的事情，中午以前頭腦都無法清醒，文件也經常只是瞄過一眼。主管這個樣子，部屬當然都會跟著鬆懈下來。

然後終於出了紕漏，早上無論如何要提出的報告，卻怎麼也做不好，加藤先生因而受到嚴厲指責，壓力也達到極限。雖然他也曾想到「這樣下去是不行的」，但是因爲已經變成夜貓子，所以不僅失去專注力，更是變得容易焦慮，可說是陷入重複犯錯的惡性循環中。

失去自信、沒有精神，連體力也變差了，比以前的狀態差了很多。更變得無法確立目標，於是日復一日，只希望每天快點過去。

加藤先生現在終於成爲我的助手，每天很努力地由夜貓子變成晨型人。但其實他原本就不是那種喝酒如果不喝到醉就覺得玩得不盡興的人，可說是個再普通不過的認眞上班族。所以任何人都可能會和他一樣陷入這樣的陷阱中。

熬夜也不見得能出頭

常有即使熬夜也嘗到失敗的人。例如，睡眠不足，因前一晚喝太多，隔天宿醉到公司，工作無法立刻上手；即使出席重要會議，卻什麼也聽不進腦子裡；態度粗魯地對待老顧客打來的電話……

這樣的人即使是指責他缺乏責任感與自我管理能力，也無濟於事。當然，一個人的工作做不好，得不到社會的信任，想要出頭發跡也就困難了。高爾夫球屬於清晨運動，能在黑暗中打贏球的人可說是屈指可數。如果一個人勉強趕上打球開始時間到達高爾夫球場，一定也就沒有時間練習，一邊揉著睡眼，一邊上場，成績想當然好不到哪裡去。

這個情形不只是高爾夫，也適用在商場上。有沒有充分的時間準備，結果差別是很大的。就像半夜寫好的情書不能立即拿去投遞的道理一樣，在這種這也不是、那也不是的情況下，憑直覺把想法寫出來的情書，在翌晨冷靜重新閱讀後，會發現好像沒什麼感情、只是把自己的感覺無病呻吟出來而已，對情人而言，簡直是讀不下去。

這就是一個早上比晚上更容易冷靜思考，對現實的判斷力有所偏差的例子。

即使前一天晚上訂下「明天就這麼做」的計畫，隔天早上睡過頭，到了公司卻怎麼也提不起勁來，「啊！今天就算了吧！」把計畫延後，然後就忘了這回事了。

這樣的日子每天持續下去，結果就自然是人生萬般計畫都失敗，而成功也無望。

傾向夜間社會的日本人

你應該看過從人造衛星拍攝的地球照片吧！特別是在日本上空所拍攝的照片，到處都有空白之處，清晰可見的是宛若浮上水面的日本列島形狀，尤其大都市周邊，形狀更是非常明顯……

回到地面上來看，怪不得如此，霓虹燈閃爍的歡樂街道，還有二十四小時營業的便利商店、餐廳、錄影帶出租店等……電視的深夜節目收視率每年上升，網路也因而非常普及，現在已經是無國界社會，所有資訊都零時差，一個跨越國界的時代已經來臨。日本也早就成爲一個夜未眠的社會了。

一九九五年ＮＨＫ的輿論調查顯示，日本人的平均起床時間從二十年前的早上六點十七分，到現在每年晚一分鐘，變成六點三十七分。另外，日本總理府的國民生活基本調查也顯示，日本平均六點半起床的人，從一九八六年佔全體的百分之四十三，到一九九一年降爲百分之四十二；而七點半起床的人更從百分之八十三減少到百分之八十一，可以明顯看出晚起床的傾向。

特別令人在意的是，晚起的趨勢有低齡化的傾向。即使過了午夜零時，中學生與高中生仍然聚集在深夜營業的便利商店和卡拉ＯＫ包廂。就算回到家裡，也因爲行動電話與電腦普及，已經很晚了，孩子都還在用電話或是e-mail連絡事情。

我的研究所也有愈來愈多案例，是家長在意小孩熬夜而來求助的。根據我們的調查結果，因爲受到深夜電視與電玩遊戲、網路等的影響，使得中學生、高中生，甚至大學生絕大部分都變成夜貓族。

從前夜貓族的這些行爲，被認爲是藉此放鬆自己。確實，來自朋友的電話、e-mail或是電腦遊戲等，對腦的刺激可能有消解壓力的效果。這樣的狀態經過腦波測定，的確顯示出會產生令人放鬆的α波。成人的飲酒與卡拉OK，確實也有放鬆的效果。但是，我擔心的是，非得如此才能解除壓力的話，這樣下去，現代日本人的壓力不是愈累積愈多嗎？白天、晚上都是如此，一天生活中，午睡和打盹的時間也很多，如果不活動身體的話，晚上就很難睡著。於是只好看深夜電視、打電腦，熬夜的結果當然就是帶來隔天的疲累。

一天當中，如果沒有活動身體，內臟的機能就會變得遲緩，血液循環也會減弱，如此一來，新鮮血液就無法順利送到腦部。這樣的夜貓族生活帶來的結果是令人擔心的身心弊害。

近年來，日本戰前幾乎沒發生過的自律神經失調症與憂鬱症病患急速增加，憂鬱症患者人數更是世界第一。這些疾病大部分都好發於夜貓族，這與生活的週期有著密切深刻的關係。

時代改變，人的身體卻不變

人類在現代才出現熬夜、日漸晚起的情況。回溯數百萬年來的人類歷史，都是日出而作，日入而息的，這是世界民族共通的生活形態……

日本也是到了江戶時代，因爲有提燈、行燈等所謂昏暗照明器具，不得已而限制了行動的範圍，大部分的人晚上都是早早上床睡覺。

不久，由於文明發達電燈普及，在晚上也可以到處遊玩、學習以及工作，人類的生活形態有了很大的轉變。

過去的怪談中常有「丑三時草木也沉睡」（譯註）的常用句，雖說已經是

譯註：丑三時約現在凌晨兩點到兩點半，逢魔時是三、四點，是最陰的時刻，也是幽靈登場時刻。

凌晨兩點左右（夜深人靜之時），但是現在的凌晨兩點，還繼續播放深夜電視節目，便利商店也還有營業，夜店及卡拉OK正是高潮時分，網路也是最繁忙時段。這麼明亮、熱鬧，妖精們想必也都跑出來了吧！

不過不管時代怎麼改變，人類的身體構造是不會那麼簡單就改變的。出生在平成時代的我們也還是一樣，在黑暗的地方沒有貓頭鷹般的好眼力，到了晚上就想睡覺、白天自然會張開眼睛醒來，日復一日都是如此。

掌管人類睡眠與清醒的是所謂的自律神經，自律神經包括使身體活化的活動交感神經，以及使身體休養的副交感神經。腦子裡控制自律神經的部分，一邊依據身體的狀況與周圍的情況，一邊製造出從清醒到睡覺、從睡覺到清醒的週期。到了夜晚做爲休養神經的副交感神經作用增強，使人想睡覺；到了早上，做爲活動神經的交感神經增強，變得想要活動。這就是人類的自然生理現象。

仔細想想就知道，人類違反原本的身體週期，到了深夜還在活動的情況是近百年來才開始的事情。以據說有數百萬年的人類歷史來看，這樣的作息可說是最近的事情。長時間形成的人類生理，並不是那麼簡單可以改變的。

對於生活形態急遽改變而來的變化，必須戒愼恐懼。因爲我認爲這樣的生活正是腐蝕人類健康的要因。

現在，憂鬱症、心身症（psychosomatic）等現代人特有的慢性疾病急速增加中，而早起療法有助於這些疾病的治療，就是最好的證據。

現在開始平均壽命減少？

不管是誰，只要活著，都想抓住什麼，都希望獲得成功。因此每天積極、創造性地過日子，想要擁有有意義的人生，是一種健康的想法……

但是，現代人帶有各式各樣的壓力和問題，較少人會想每天積極、有創造性地過日子。特別是都市上班族，每天總是像在追逐著什麼，帶著惰性在過日子。

日本戰後半世紀，一味地往經濟大國的路上走，結果帶來了物質上的豐饒；但是卻又同時邁向另外一個災難——「疾病大國」之路。

雖然是「世界第一長壽國」，現在的長壽者，全部都是明治末年到大正、昭和初期出生的人。而戰後世代中，對於有害的化學物質或是食品添加物並無異議的人們，長期暴露在公害的環境下。過著夜間生活的戰後世代，誰也不敢保證現在的平均壽命是否能繼續維持。不，我反倒悲觀地認爲，他們雖然比較佔優勢，但平均壽命將會降低。

根據厚生勞動省的國民健康檢查調查顯示，兩至三成的日本人多少有些疾病。高血壓、中風、心臟病等循環器官的疾病排名第一，其次是呼吸系統與消化系統疾病排在其後。而我們在年輕的時候，根本沒聽過過敏性皮膚炎或是花粉症等病名。

確實患有這些疾病的人，就如之前提到的加藤先生一樣，感覺精神和肉體上有慢性疲勞、倦怠。就算是做些瑣碎小事，也覺得身體好像不能負荷。還有，總是覺得心不在焉，工作和學習都無法集中精神，而且沒有力氣、昏昏沈沈的。每天的飲食也不覺得美味，再加上排便不規律……

於是，擔心是不是哪裡有隱藏的異狀，多次往返醫院、接受精密檢查。但是並沒有發現異常。最後的結果是得到自律神經失調症或是憂鬱症。

疾病成爲慢性疾病，對現代社會而言，是很嚴重的事，會導致像自律神經失調、憂鬱症、心身症等所謂的「壓力症候群」急速增加。

健康會使社會發展順利

所謂的健康，是一種什麼樣的狀態？健康的身體，簡單來說就是沒有生病的狀態。健康是身體的、精神的、社會的三方面都很順利。以積極的態度致力於事業和學業，身心與他人和平共處，這也意味著迎合這種做法的社會環境其本身也運轉得很順利。

健康的身體對於一點點的疲勞與輕微的疾病，具有適應與復元的能力。例如一個晚上或是兩個晚上熬夜，或者是前一天激烈的運動，身體的狀況還能保有原來的狀態；因爲不小心感冒或是一時失調，身體依然具備自我回復的能力。像這樣機能可以有效發揮，這樣的身體就可以算是健康的身體。

而沒有明顯生病，只要超過一點點負荷，身體的狀況就會惡化。渾身無力，頭腦昏沉、總是覺得不舒服的人，只能算是半健康的身體。

不得不注意的是，無數使身體不健康的危險要素，都潛藏在每天的生活中。不衛生的環境、噪音，還有眼睛看不見的嚴重粉塵、容易發生交通事故的都市環境等，在我們周邊，有著許多超乎想像、危害健康的元素充斥。

心靈的平順是一種精神沒有淤積、平穩運作的狀態。健康的精神是不管有幾件事情同時進行，也不會出差錯，且能夠平均分配對這些事情的關注。如果心靈的運作變得低調，甚至變調，不只是疾病，連頭腦運轉也會變得遲鈍，就不會出現符合需求的精神活動。同時，爲了微不足道的事情生氣、過度擔心、覺得悲傷，情緒變得不安定；對待他人，容易抱持反感和敵意；或者對人百依百順，但不表示自己想法時卻會覺得心裡不安等等，像這樣的精神狀態都稱不上健康。

社會的平順運作是做爲社會的一份子在沒有被輕蔑、疏遠，或者是受到排擠的情況下，能保持正常的人際關係、維持安定的生計。如果在社會上無法順利生存，就會出現犯罪、不良行爲、敵對關係、壓制、迫害、孤立、貧困等社會病理學的現象。

特別是現代的社會常常出現破壞社會祥和的狀況，因此產生了很多危害精神健康的事件。

浪費豐富的食物

直至目前為止，我並沒有要否定「富有」帶來的好處。與其說希望每個人的生活都變得富饒，而可以過著不知道飢餓與貧困的生活，不如說「富有」是人類所期望的理想世界、社會！

但是，人類是一種無法自我控制的動物，希望愈富有愈好，因爲人有愈來愈貪心的傾向。其結果就是無法感受到別人的痛苦，造成任意妄爲的人愈來愈多。

世界上沒有其他比日本的食物更豐富且種類繁多的國家吧！日本人從世界各地集中一切的食材，並且大量消費。我們的住宅日西合璧，我們也吃各式各樣的食物。這種生活方式使得我們變得更加長壽。

偏賴某種飲食生活會使壽命減短的可能性提高。

根據國立癌症中心的調查，持續偏重攝取中華料理的話，易產生肝癌；偏重攝取日本食物的話，則比較可能產生胃癌與腦中風；偏重歐美的食物則易罹患大腸癌、乳癌、糖尿病等。

日本人直到現在，每天的飲食生活中，不偏重攝取日本料理、西洋料理或中華料理，也不偏好哪種特定的食品或是料理方式，因此日本人成爲健康長壽的代表。

但是，日本現在有乳癌患者增加、胃癌減少、大腸癌患者增加的情況。這意味著日本人的飲食生活偏向歐美的習慣。特別是年輕人偏愛西洋料理，曾有專家警告，繼續如此下去的話，高度經濟成長期以後誕生的人的平均壽命將會急劇下降。

另外，無論偏食與否，吃得過多就容易生病。我認爲現代的日本人吃了太多超過身體所需的各種食物，以至於變得肥胖，更產生了各種疾病。肥胖對於心臟、肝臟、腎臟、消化系統等內臟器官有不良的影響。

卡路里攝取超過應有的消耗時，多餘的養分會以脂肪的形態蓄積在體內；所以避免肥胖的方法很簡單，每天只要攝取能夠消耗的卡路里，就不會造成肥胖。不過，因爲日本有太多各式各樣的食物，讓人很難克制慾望，所以要確實施行實在很困難。

要選擇因爲吃飽而帶來的不健康與短命，或是選擇爲了健康而吃七、八分飽，這問題端看個人心裡的想法決定。

百歲以上的長壽者不是夜貓子

根據厚生省的資料，日本平均壽命是世界第一的主要原因與嬰兒的死亡率低、老人醫療的完備、傳染病和流行性感冒遞減有很大關係。不只是壽命的延長，我認為更重要的，應該是怎樣才能過著健康舒適、有意義的人生。

如果可以健康且長壽，是再好不過的事了！不過現在六十五歲以上的日本人中，實際擁有健康身體的只有全體的百分之二十左右。剩下的百分之八十身體多少有點異常。臥病不起需要看護的人也不少，另一方面，我想少子化、短命化的現象可能也就隱藏在其中。

如果調查健康的長壽者，可以發現幾個共通點。內在的因素是他們不會隨便與人起爭執。我想他們的喜怒哀樂情緒也是很溫和的，無憂無慮，也沒有什麼慾望。外在的因素則是環境與飲食的問題。

飲食方面，他們幾乎不吃肉類，大量攝取五穀雜糧、魚貝類、蔬菜、海藻類食物，而且飲食少量、細嚼慢嚥。這也是對明亮的太陽、溫暖的氣候、乾淨的空氣等環境有益的重要因素。

然後，更重要的是，沒有忽略早睡早起這個人類原本存在的生理習慣。

現在日本一百歲以上的人大約有一萬人左右（男性約四千人，女性約六千人）。這些長壽者九成過著在晚上八點左右就寢，清晨四、五點的時候起床的生活。所以百歲以上的長壽者是沒有夜貓子的。

當然也有年輕的時候過著晨昏顚倒生活的人，但隨著年齡增長，自然而然會習慣早起。這是因爲身體擁有的防衛本能，這也是顯示早起原本是人類存在的正常生理的證據。

與原始人一樣

根據前面敘述的資料顯示，日本人熬夜人數年年增加，伴隨而來的是自律神經失調、憂鬱症等症狀的患者人數增加。戰前幾乎沒有這種患者，但是戰後突然增加。

世界上憂鬱症患者最多的都市就是東京，其次是倫敦和紐約等，都出現在大都市。日本既是世界第一長壽國家，又是世界第一憂鬱症國家……

很多乍看像是健康的人，其實自己沒有察覺自己已經瀕臨罹患憂鬱症。如果說得極端一點，或許可以說現代人每個都是「憂鬱症預備軍」。

糾正身心的偏差，獻身於自然的方式，是最快的一條路。雖然不能回到像原始人一樣的生活，但是可以像原始人一樣早上早起的話，不管是誰，都可以從明天早上開始。

另外，一旦要實行的時候，那種人很容易這個、那個的替自己找藉口。而且身心偏差的最大因素除了就是大多數人都有的壓力之外，早上起不了床也是一件傷腦筋的事情。

早上憂鬱的原因來自前一晚

現代因為社會變動激烈，所以職場、學校，甚至家庭生活，每天都很緊張，我們的身心沒有休息的時間。

有項調查顯示，日本的成年男性十人中就有一人、成年女性二十人中有一人以不同的形式在接受壓力相關方面疾病的治療；另外，六成四十歲後半的人、五成二十歲左右的人回答身心感受到壓力。特別是中間管理職、加班時間長的人，以及深夜飲酒而無暇消除疲勞的人，通常壓力都很大。

壓力也有各式各樣的，例如最近快速增加的類型「自我壓力症候群」（self-nervous syndrome）。這種人的症狀是無法交朋友、家庭也不是令其感到安心的場所，因爲心理的問題而認爲除了職場以外無處可去的人，他們非常在意上司、同事對自己的評價而因此感到不安，甚至會祕密請民間的徵信社調查，這是一種產生於企業內競爭環境的壓力。

因爲高度成長期已將結束，年功序列制、終身雇用制也已經崩壞瓦解，現在是景氣最差、裁員暴風雨狂吹的時代，但是依然存在很多「工作中毒」（workaholic）者，他們失去公司以外的精神生活，是一種稱爲「社閉症」的壓力症狀。根據勞動省（現爲厚生勞動省）的調查，日本的年假平均數比起美國還少了十天以上、比德國少了三十天以上。只會工作的日本人大概在精神上都無法自立，他們對公司的依存就是最好的證據。

從事電腦相關工作的人，只會埋首於相關的機器上，失去與人相處的感覺，變得像機器人一樣，產生所謂的機械壓力。另外還有一種沒有任何前兆、會突然激動並產生目眩，被稱爲恐慌症（panic disorder）的疾病。

早上的憂鬱就是一種危險的信號，其原因是來自前一晚。因爲就寢前會有「啊！明天還是不得不去公司上班，眞不想去啊……」或是「不想去學校」等痛苦的心情，結果就一直影響到早上。

不管是連續假期之後，或是暑假過後幾天，這種週一症候群的壓力如果連續出現一百天以上，就會出現拒絕上班、拒絕上學的可能性。

夜貓子想要變得愉快地醒來的話，在晚上睡覺前就要把當天的情緒確實清理乾淨。

健康相關機器與健康食品，或者是SPA（多目的溫泉療養設施）的普及，還有各式各樣的健康產業，都是反映壓力社會的現象。我認爲不單純是因爲身體肥胖，去健身房的女性應該也是壓力的犧牲者。

爲了消除疲勞與壓力，最近一種「壓力消除產業」正非常盛行。像是藉由一種驅使聲音和光線的腦波控制機，達到安定精神的目的；還有在可以消除疲勞與壓力的漂浮艙中用能量代謝測定器核對壓力指數的商品等等。

壓力是身體發出的危險信號

「壓力」原本是物理學的用語，或者在工科中有「變形作用」、「彈性體內部的抵抗力」、「應變（變形）」（strain）等意義。

壓迫橡皮球的一端，整個橡皮球就會產生「變形」，這就是因爲壓迫所產生的反作用力。像這樣給予讓全體都緊張的刺激的壓力是好的，因爲壓力對於防衛的反應是身體的本能，這個用語已被使用在心理學、生理學等領域上。

如果給予來自外部、超過平常狀況的刺激，如受傷、燒傷、感染等，我們的身體立刻會對這些刺激產生防禦的反應。身體通常都會具備維持一定狀態的自我防禦反應，這就是所謂的恆常性的體內平衡（homeostasis）。例如從事激烈的運動，體內的氧氣減少的話，就會加速呼吸，以儘可能攝取更多的氧氣。

來自外部的刺激過強的話，身體的體內平衡就會變形，因而產生壓力的狀態。這樣的壓力產生的力稱爲「壓力刺激」（stressor，壓力的來源）。熱、冷等自然現象，噪音、遠距離通勤時的尖峰時刻等社會現象，還有家族與人際關係，這些也都是壓力的來源。

現代社會到處充滿緊張壓力，比起職場、學校，原本應該是舒適場所的家庭，卻也存在各種的壓力來源，這讓我們可以從心靈深處感到安心的機會變得非常少。長期持續處在壓力的狀態下，不久精神和肉體都會受到侵蝕，如果侵蝕過度的話，就會變成眞正的疾病。

也就是說，壓力是一種身體對於來自外界的攻擊，而不得不發出的危險信號。

無法完全逃避壓力

從生理學的意義來看壓力的相關學說有坎農（Walter Bradford Cannon）與賽耶（Hans Selye）兩個流派。

坎農的學說認爲壓力是來自交感神經被刺激，因而使腎上腺素（adrenaline）增加，提高了交感神經的緊張，因此被稱爲交感神經腎上腺素說。

例如在野地裡散步，突然看到蛇出現的話，因爲驚訝而變得激動、甚至冒冷汗，這就是交感神經受到突然的刺激，壓力帶給體內的內臟、特別是循環系統與消化系統較強的影響。

不過這種情況交感神經的作用只是一時提高而已，馬上就會恢復，除非是持續相當長時間的緊張狀態，否則對體內任何器官幾乎不會留下什麼傷害。

另一方面，賽耶的學說是認爲壓力增加的話，腦下垂體會對副腎增加刺激，副腎皮質荷爾蒙的分泌會因此大量增加。

這個學說的根據是因爲壓力持續的話，就是一種眞正的疾病（醫學上稱爲「器質性的疾病」）。這是指副腎皮質控制內臟器官，並有很多與糖尿病、高血壓、腎臟病等相關的荷爾蒙。另外，副腎皮質荷爾蒙的製劑，被作爲特效藥使用，使用方法不正確的話，可能有引發併發症的危險。

不管怎樣，長期忍受壓力的話，人就會產生各式各樣的症狀。而且壓力很難以客觀的數值顯示，如果去檢查的話，也不一定可以發現符合的症狀。

例如，經常覺得胃怪怪的，即使去檢查，沒有發現什麼異常的狀況，因此轉診到神經科的例子也很多。不過這是指有產生內科症狀的前兆，實際上，因爲長期累積的心理的壓力而引起眞正的胃潰瘍、十二指腸潰瘍、腸子方面疾病的例子很多，並不能單純以感覺來做簡單的思考。

還有，經過內科的處置之後，雖獲得一時的痊癒，但是如果承受壓力的狀況不改變的話，再發作的可能性很高。

現在的世界上，要完全逃避壓力是幾乎不可能的。但是，在心裡面消除、將壓力的弊害減輕至最低是可能的。對現代人而言，心靈的問題與健康是互為表裡的，所以心靈的放鬆是必要的。

比方說，我建議以經常面帶笑容當作心靈的放鬆法。

人類只有身心都健康時才可能打從心裡微笑。生病的人、不健康的人，很少打從心裡笑。人類在小孩子的時候會無憂無慮地笑，長大之後，打從心底的笑就變少了，而這就是不健康的部分變多了的證據。

因此在每天的生活中，盡可能有意識地笑，這樣不健康的部分自然就會痊癒。接受醫學治療的患者也是一樣，在療養生活中是否有笑容，對於恢復的狀態也會產生很大的不同。

從被時間追的人到追時間的人

近年來因為持續負擔過度的壓力造成自律神經失常的例子快速增加，從年齡來看，容易患有自律神經失調症的是二十到三十歲的人，其次是五十五到六十歲的人。

二十歲的自律神經失調症，是因爲這些受到過度保護長大下的年輕人，自己任性而無法在社會上生存，生活上產生代溝，因而被孤立的例子很多。相對的，六十歲左右的情況起因則幾乎都是因爲到了退休的年齡，失去人生的目的所造成的。

也就是說，上班族時代過著夜間型態的生活，一天當中不斷被時間追逐，心裡完全沒有餘裕就送走每一天，所以到了迎接退休生活的時候，變得什麼目標也沒有，因此就生病了。

要如何迴避時間帶來的改變？只有從我們自己展開反擊。

在經營者、企業主當中，有很多有責任感的人認爲不可以比員工晚上班，必然得有早起的習慣，因而這些人患有憂鬱症或自律神經失調的人少之又少。

雖然我因爲體質的關係不喝酒，沒有以下的實際經驗，但是聽說適度的酒類，確實是消除壓力的一種方法。不過，如果變成酩酊大醉的狀態的話，會使抑制力變得遲鈍，特別是熬夜飲酒更是如此。大概這些喊著「沒有時間、沒有時間」的人，他們這種傾向愈爲嚴重。

一般人半夜不會想什麼重要的事情，晚上清醒的時候，因爲大部分時間都在喝酒，就連正確的判斷，想法都是脫離現實的。

然後，隔天早上勉強起床、早餐也沒吃，帶著宿醉的壞情緒去擠電車，到了公司的時候已經精疲力竭了。這不只是被時間追著跑，而且也沒有心情工作，重複著無聊的小錯誤，被上司責罵、甚至被大聲斥責。這樣的生活不管持續多久，都會讓人受不了的。

與其如此，不如早一點起床、上班前去接觸早晨清新的空氣，一定可以消除疲勞壓力。

有一種人會浪費不必要的金錢、吃下不健康的食物，無端浪費時間；另外一種人不浪費錢、維持健康，利用早起的時間，在心裡想想能爲他人做什麼。後者早上的時間就不會浪費，並可以再次重新省視自己的生活形態。

不讓時間白白流失，對於時間管理有概念，積極地利用時間，就可以把時間當作自己的工具。這樣的話，以往都是被時間壓迫的自己，也會轉爲可靠的自我。

早起，就是總是被時間追趕的人變成追趕時間者的一個轉機。

雖然知道早起的優點……

年年晏起化的傾向帶來的相反點就是對於晨型人的憧憬，這幾年，早起似乎變成一種風潮。

到我所主導的早起身心醫學研究所來拜訪的人，每年都增加。演講與文章的邀約也接連不斷，我自己本身也是早起的人，所以幾乎沒有時間好好睡一覺。關於早起的功效，在我前幾冊出版的書裡已經重複說過了。

有一個社會教育團體，他們的活動之一就是施行「早起會」。早上聚集在一起，自由討論各式各樣例如企業倫理的問題等，參加早上六點半就開始的早起會的參與者，聽說每年都增加。

另外，平成八年（一九九六年）四月，東京的大書店在一個禮拜內，實行「早晨節」，包含我以前的著作在內，多本關於早起的書都非常暢銷。如此高度的關注，著實讓我嚇了一跳。

這樣的傾向一定也是大家了解到夜型人的弊害與晨型人的優點。至少特別走到書店買早起相關書籍的人，我想他們一定是想要認眞改變自己。

不過，令人遺憾的是這個風潮一陣子之後就無疾而終了。雖然知道該怎麼做，但是有突發事件的話，這個行動就變得心有餘而力不足，大部分人都會這樣。然後，不管是肉體上還是精神上狀況都變差了，於是又回到了夜型生活。

對於夜間生活覺得不安的人有增加的傾向，尤其是在壓力和嚴酷的狀態下，有「雖然我知道早起的優點，但是就是無法實行」想法的人，愈來愈多，但這種人愈多愈象徵著他們還是維持現狀。

因爲大多數的上班族對這方面還是不夠努力，依我看來，是沒有那種簡單就可以改造而成晨型人的方法，因此我就只能忽視那種傳到我耳裡的期望。

眞的沒有那種方法。任何的實行都是需要努力的，實際上，話雖如此，如果這樣直接拒絕的話，就太殺風景了。

因此在本書中，我希望能夠盡可能一邊呼應大家的期望，一邊繼續說明。

2

為什麼「晨型人」合乎道理

§早起一點靈§

He that will thrive must rise at five.
五點起床，百事興旺。

長壽有三道：
早起看星斗，晚飯少吃口，老婆生得醜。

客家諺語：
「早起三朝當一工，早起三年當一冬」。
（連續三天早起，抵得上一天的光陰，連續三年早起可以多出一年有用的時間。）

蒙古族諺語：
早起三刻勝一工。

步向國家考試的道路

在依卡力消毒清潔公司（IKARI）的資深執行董事黑澤真次，每天凌晨三點半起來，實行早起。他擁有約六十個日本國家資格與民間資格，可以說是一位「步向國家考試」的人。

黑澤先生是相當沉穩的人、不管是誰都會說他是一位眞正的紳士。黑澤先生實踐早起的習慣，與他挑戰六十項資格應該是很有關係的。

黑澤先生的公司在昭和三十八年（一九六三年）八月的某一天，於東京池袋的S百貨公司進行消毒作業時，因爲一個作業員大意引發火災，火勢在瞬間將七、八樓全部燒毀，造成七人死亡、一百三十多人輕重傷的慘劇。

當時黑澤才二十一歲，父親是創業者，但前年過世；他的工作是輔助剛繼任社長的二十三歲哥哥。當然，發生這件事之後，他認為「事業要就此完蛋了」。一時間非常驚慌的兩兄弟，決定先向S百貨公司的T老闆深深鞠躬道歉，但是令他們詫異的是，他們做夢也沒想到會得到溫暖的鼓勵話語。

「發生這種事情也是沒辦法的！你的父親好不容易留下的大公司，請努力不要再讓這樣的事故發生第二次。你們都還很年輕，我想這對你們來說是很好的經驗，希望你們以後要抱著為社會、為大眾而工作的心態。」

這些話讓黑澤先生非常感動，他下定決心從今以後要為社會鞠躬盡瘁。這個經驗讓黑澤有重新省視自己工作的機會。當時依卡力消毒清潔公司的主要業務是船舶、大樓與飯店的清潔消毒工作。發生事故後，消防署與勞動基準局都來拜訪，黑澤之前把自己的工作看得太簡單，實際上，這需要具備專門知識。因此，他立下決心：「從今以後，我要成為相關業務的專家。我要取得資格，將來依卡力消毒清潔公司將要提升為擁有相關資格的專家集團。」

於是黑澤先生率先挑戰由消防法評定的「危險物處理者」資格，這是他邁向「國家考試」的第一步。

有效利用「早飯前的時間」

黑澤先生從距今二十年前開始從夜貓子變為晨型人，轉變的契機可以說是一種看熱鬧的心情……

黑澤在他家附近看到一個「晨會」團體的看板，他從以前就很好奇那些人是在學什麼，因此有一天早上，偶然很早起床的時候，他跟太太一起去那裡瞧瞧。

說是早上，其實是天還沒亮的時候。他正想大家一定都是一副睡眼惺忪的樣子吧，但是參加講習會的人，讓黑澤先生嚇了一跳，因爲不管是誰都是神情明亮、清爽清醒的模樣。

然後，那天講師說了以下的話：

「請睜開眼立刻醒來，如果可以睜開眼就起床的話，就可以配合大自然的節奏。能否配合這個節奏，是最重要的。」

從此以後，黑澤先生跟太太開始一起過著每天三點半起床的生活。只有在剛開始的時候，到了公司還經常很想睡，但是身體漸漸習慣這種程度的早起。這就是因爲早起配合了自然的節奏吧！

黑澤先生開始早起以後的感覺是一天的日子變得很長。一般是把一天分成早、中、晚三個時段，然而三點半起床的話，上班時間之前的四個小時，都是屬於自己的時間。如果可以有效利用這個「早飯前的時間」，人生該會變得多麼豐富啊！

因此黑澤多設置了一個時段，把一天分成四等分：清晨、早上、中午、晚上……這就是黑澤式的一日四分論。

因爲黑澤三點半就起床了，所以清晨用來念書，以一年取得兩個左右的資格爲目標，確實地實行。黑澤說：

「持續早起的生活，我想我自己的個性也改變了。本來，不管是誰看到我，都說我是那種『個性陰沉』型的人，容易悲觀，發生了什麼事都往不好的方向去想的那種人。然而開始持續早起的生活之後，那樣的個性突然改變了。不管怎樣都向前看，以積極的想法思考。我會清楚地以『取得資格』爲目標，應該也是這個原因吧！而不只是我，妻子也和我一起過著早起的生活，夫婦的日常生活步調是一致的。因此我們的家庭生活也非常圓滿。」

另外黑澤太太，本來身體不是很好，但是開始早起之後，就很少感冒了。

人生不只一回

因為黑澤先生開始早起，他說：「我開始從光明面看事物，周圍的人也都稱讚我變得很誠摯。」

確實，配合早晨自然的韻律，帶著自然的感覺醒來的話，就可以過著積極的生活，不管什麼問題都會迎刃而解。

在黑澤先生這樣的督促之下，公司內部取得資格的人比例也提高了，四百五十個員工中，每個人平均都取得四、五個資格，要把「公司變成專家集團」的黑澤先生，當初的夢想正逐步實現。

「健康的人，必然是晨型人。容易感冒、常請假的人大多是夜型。我的公司也是，大部分的員工都變成晨型員工，改掉不規則的生活，出勤率自然提高。客觀來看，我認爲清晨早起的人，大多可以有自然且清晰的發想。」

依卡力消毒清潔公司每週一次從早上七點半開始，聘請美國與中國講師，開設英語與中文的學習課程。因爲他們在東南亞也有海外營業所，對此皆有迫切的需要，因此，有很多員工參加，學習的意願很高。

另外，新的企劃成立之際，因爲早上的頭腦清醒，所以常有好的靈感與點子，因而不斷擴大了業務內容。現在從細菌、病毒，到環境保護等都有涉足，在綜合型環境管理產業裡，逐步成長爲業界第一的企業。

將來他還要以「依卡力集團」爲名，設立環境保健大學，開發獨有的資格制度，朝夢想更邁前了一步。

黑澤先生給夜型人以下的建議：

「夜型人，要思考人生不是只有一次，勇於打破陳規舊套，並挑戰改變流俗，這樣的話，就可以到達另一個階段，我想人生會因此而有新的開展。」

早起源自幾百萬年來的遺傳基因資訊

人類對於生理、身體機能的認知，不是因為文明，而是自然；想像在無人島的生活，為了確保食物無虞而去抓魚、採果、伐樹，我們只能在明亮的地方過生活……

原始人的視力比現代人好，在微暗的地方也可能看得很清楚。現在我們已經了解類人猿的行動方式基本上是日行性的。

因此，過著像這樣的生活是很自然的，造就了夜晚就睡覺，早上就醒來的生理節奏，然後以此傳給後代子孫。在進化到人類之前，日行性動物的生活不知已經持續了幾百萬年，在我們的身體中，自律神經約以二十四小時的單位變化，天黑的時候，做爲休養神經的副交感神經的機能提高，變得想睡覺；到了早上，做爲活動神經的交感神經運作增強，提高行動力的這種生理狀態，組成了遺傳基因資訊。

近代以後，託文明之福，雖然終於在夜晚也可以活動，但是我們的視力卻變差了。在黑漆漆的地方，人類就和以前一樣無法順利的行動。

不管特殊的例子，人類的社會不管是在公司也好、在學校也好，都是以早上開始、傍晚結束的方式所構成。誰也沒有想到要導入這樣的系統，因爲這是人類原本的生理狀態，白天活動、夜晚就寢的生活方式是很自然的，可以提高工作的效率，使睡眠的效率變好。

因爲現代社會到處充滿壓力，工作結束後的休息是必要的，在疲勞或酒精類的影響下，自制力會變遲鈍，常常會超過極限。要是一整晚喝酒、徹夜打麻將，不但無法放鬆，還增加了不必要的疲勞和壓力。

恢復疲勞的最好方法就是睡眠。這也就是睡眠存在的原因，因爲熟睡到隔天早上，就可以消除疲勞、使頭腦活化，在新的一天到來時，身體的系統就會正常運作。

黑澤先生因爲早起，逐漸引出自己的潛在能力，因而成功。我想像黑澤先生那樣，在這個社會上發揮自己的能力，過著有意義的人生，是需要養成和人類原本生理相符的晨型生活習慣。

學校、公司等社會的活動時間帶都是以白天爲中心的，這與人類的身體狀況是緊密的結合。所以晚上當夜貓子，白天睡覺，生活規律搞亂了的人，當然無法適應學校或公司。因此，這種無法適應就成爲憂鬱症或自律神經失調的原因。

這個背景，是從原本的日夜生活節奏中逃脫的現代人生活形式。反過來說，早睡早起對於憂鬱症或是心身症的治療很有效。因此，我提倡用早睡早起做爲這種病症的治療法。

每個人都有的體內時鐘

我們的身體，存在各種規律，最典型的是荷爾蒙的節奏。從短短一天二十四小時的循環到長期春夏秋冬一年的循環，荷爾蒙的量一邊做著微妙的調節，同時隨時適應著自然環境的變化。這就是在我們意識外的作用之一。

其他還有體溫、血壓等，每天一定的時間就會產生一樣的變化。在體內，還有一種叫做體內時鐘（生理時鐘）的節奏。當然，不只是人類，地球上生息的生物都有這樣的體內時鐘。人類的話，是由腦內的視叉上核（視神經交叉的正上方），掌管這樣的機能。

人類的體內時鐘的節奏包括睡眠、飲食等一天的週期，還有女性的一個月排卵週期。一天週期的循環變化稱爲日夜節律（circadian rhythm，大約是一天週期的規律）。

搭噴射機到海外旅行，因爲當地的時間與體內時鐘不一致，所以會產生時差。有時要藉助安眠藥才能睡得好。其實體內時鐘對於環境的適應很快，一兩天之內便可配合當地時間，過著正常的生活。

如果在陽光到不了的地下室做一個實驗，不用時鐘、電視、收音機等報時工具生活（電燈可以在自己的判斷下使用），大致每隔二十四小時就要睡覺，每天到了一定時間就吃飯，完全符合荷爾蒙分泌的規律。有趣的是，實驗者的體內時鐘不只是二十四小時，通常是設定在二十四小時半到二十五小時左右，所以比地面上的人的生活慢了一點點。這誤差到了十二個小時以後，變成與地面上的生活日夜顛倒，所以誤差二十四小時，就回到原本的狀態。

使頭腦清晰的荷爾蒙活化時間

日夜週期是由循環機能、睡眠、體溫、副腎皮質荷爾蒙的作用、尿量、尿中的磷酸、鈉、鉀的量以及代謝速度等形成，這種節奏並非二十四小時都如此。

由此可知這種節奏是根據細胞代謝規律所產生的。與地球的自轉相互配合，每天一邊做出些微的調整，一邊適應環境。

由這樣的體內時鐘所管理的一日週期生活節奏，在五歲左右就完成了。以後，只要沒有生病等問題，就不會出現異常，而能繼續維持運作。

在各種荷爾蒙中，成長荷爾蒙不休息就不會分泌，它不但與睡眠相關，甚至連結體內時鐘、進行安定的規律。後者則有例如從副腎的髓質中分泌出來的腎上腺素（adrenaline）與從皮質分泌出來的腎上腺類皮質素（corticoid）。

這兩種荷爾蒙從天亮開始依序增加分泌，早上七點到八點達到巔峰。這兩種荷爾蒙會進行相互的作用，增加精神與身體雙方面的活動力。也就是說，在我們的體內，從早上七點到八點是活動準備結束的時間，這也意味著頭腦在此時段是比其他時間更爲清醒的狀態。

好不容易在一天當中有這個讓頭腦最清醒的早晨時光，若是什麼也不做地睡覺，眼睜睜地讓它過去，這可說是非常浪費的；而且，反過來說，這也是不適合睡覺的時間。

一般會認爲夜晚比較能夠集中注意力，所以很多考生在晚上唸書。確實，以夜型人的情況來說，雖然一時的專注力很高，但是卻沒有持續性，時間愈晚、集中力愈低。與其說是因爲周圍變暗，精神就較爲集中的錯覺，不如說是因爲實際上視線容易變得狹窄。

如果從頭腦的活動這點來看，此時使生命力活化的兩種荷爾蒙的分泌降低，效率也會跟著下降。

如果眞的想要從事創意相關的工作，或是希望有效學習的話，就要充分利用早上的時間。

清晨五點起床就有四小時的收穫

思考早睡早起對我們生活的環境是否可以成為一種自然的方式。從氣溫、溼度、空氣離子這三個觀點來看可以很容易理解。

人的脈搏與日夜節律有關，在早上五點左右跳動速度會增加，這是因爲外界的氣溫、溼度、空氣離子的狀態原本就處在不安定的時間帶。

睡覺時人的身體對外部的刺激的反應和生理時鐘有關，而如果睡眠不深，就會變得更疲勞。睡眠深的話，對於來自外部刺激的接收會變得比較少，這樣是比較好的。相反的，早上五點左右，是原本就不適合人類的睡眠時間帶。在這個時間睡覺，睡眠變得淺，無法好好消除疲勞。也就是說，睡眠效率是很差的。

例如，雖然同樣是八小時的睡眠時間，比起十點就寢、六點起床，不如九點就寢、五點起床，較能獲得深度的睡眠。只有提高睡眠的效率，隔天頭腦的運作和工作能力才能不出差錯。

如果是五點起床的話，因爲睡眠效率佳，六小時的睡眠就足以消除疲勞。這麼做的話，比十點就寢、六點起床的人還多了兩個小時的收穫。而且，那時是一天中頭腦最清醒的時間，早上的一小時，相當於晚上的三小時，合計就有四小時的收穫。

另外，早上五點左右，在體內的交感神經和副交感神經切換的時間，正好是自律神經原本就不安定的時間帶，大約經過兩小時之後，身體狀況會慢慢開始活動。

從醒來以後，如果促進交感神經的運作，身體自動會從不好的狀態切換到好的狀態，對自律神經全體的負擔也會減輕。

另外，一般來說，也有人認爲體溫較低的情況下比較容易睡得好，從這裡來觀察人體的體溫規律，就可以發現醫學上是在午後兩點左右達到高峰，反之，凌晨兩點到四點是體溫最低的時候。然後四點左右體溫又開始上升。

這也就是說，如果熬夜到凌晨兩點以後才睡覺，體溫馬上就上升，睡眠很淺，結果無法獲得質佳的睡眠。

現代社會的「朝廷」

古代朝廷的「政務」是在早上天剛亮時就要上朝，當時的公務員到了中午左右才回家。因為是早上上朝，所以稱為「朝廷」。

現代的日本政治家、國會議員中，同樣在早上召開學習會、參加早餐會的人並不少。

根據一位舉辦早餐學習會的國會議員說法，他們在東京都內的飯店，每個月一次，集合後援會的人，每個人依序發表三分鐘的演說。雖然說是早餐，但是只有咖啡、紅茶和牛角麵包等，以相當簡單的方式進行。

以前都是在晚上集會，參加者好不容易準備的精彩演講，但因爲是夜晚的緣故，所以無論如何都會提供酒精飲料，到了隔天早上，昨天聽到的內容，大概也都忘光光了。因爲這樣很可惜，所以把學習會換到早上，實在是明智的選擇。

後援會的人大部分都是商店的經營者或是大企業的重要幹部，所以對於早上七點開始的學習會出席率比較容易配合，不愧是經營者集團，比起夜晚的學習會，出席率更高。

因爲一天的疲勞已經累積到了晚上，所以對於學習會欠缺一份緊張感；相對於這一點，早上的學習會有適度的緊張感，對於彼此的談話也覺得比較新鮮，所以也比較不會忘記聽過的話。

除了可以擴展自己本身的視野，在學習會吸收的員工教育與經營也變得更有用。如此一來，會獲得員工或是部下更多的尊敬，對於公司內部的士氣與倫理也會帶來好的影響。

若是透過學習會結束的交換名片，可能會遇到從未遇見過的人，特別是與別的業界之間產生的交流，因此有很多透過學習會開發出新事業的人。從單純的國會議員的後援會，變成志同道合者的交流場合，未來將會更熱鬧。

不久，不只是內部而已，聽說還請來各界的名人，以四個月一次爲基礎，舉辦演講會。大家從文化人、財經領袖、官員、評論家、媒體關係者等獲得有意義的資訊，人人皆可正確解讀時代變化。

早起的國會議員

前文部大臣小杉隆，每天早上五點半起床，靠慢跑或騎單車從市區內的住家到永田町議員會館，是一位特立獨行的議員。

小杉先生對早起的看法如下：

「早起是我從少年時代就養成的習慣，我認爲這是支撐我人生到目前爲止的基本力量。不只是學習，還有政治家的工作，我深信這種身心鍛鍊法，可以讓我們的每一天都過得非常健康而有精神。」

小杉先生的老家是製造圍牆和墳墓的石材店，從小學開始，他就去幫忙父親，和父親一起運送一百公斤以上的石頭。中學、高中時代，爲了貼補一點學費，去送報紙和送牛奶。因此，他過著每天早上四點半就起床的生活。

小學低年級時，他爲氣喘所苦，也經常請假沒上學。他說中學時，因爲去送報紙，自然而然就好了。

進入高中以後，以東京大學爲目標而努力學習。當時因爲還要送牛奶，所以晚上十點半就睡覺，凌晨三點起床，利用送牛奶之前的短暫時間念書。而且這和一樣以東大爲目標的同學們比較起來，小杉先生的念書時間算是很短的。他回憶當時的情況說：

「我落榜賦閒一年之後才考上東大。在那個時期，我學到了念書這件事不是說時間長就好，如果只有一點點的時間，反而會提高緊張感，因而確實分配時間，設立時間表，絲毫不倦怠，而且學到更有效率集中學習的技巧。對時間的使用法也能區分清楚。

「不管怎樣，我都得在凌晨三點起床，這時念的書很順利就能記在腦袋裡。之後送牛奶還可以當作早晨的運動，對健康有益。可說是一石二鳥！」

小杉在東大時就活躍於划船社，進入社會後，還保有運動習慣，後來因爲當上國會議員，就換成慢跑，慢跑到國會上班成爲他獨特的風格。

他在國會議員的辦公室中設置的議員會館房間裡準備了西裝，從家裡出發的時候，身上穿著運動服，慢跑到辦公室。根據季節的變化，有時也騎腳踏車去。從自家到議員會館，搭電車的話需花費約三十分鐘，他早上六點半從家裡慢跑出門，大約過七點左右就到達議員會館，幾乎沒什麼差距。關於這個優點，他說：

「從事這樣的早晨運動，讓我發現還是在早上早一點的時間思考事情會往前看、積極地思考。特別是迷惘的時候，利用早晨思考是很重要的。

「在深夜思考的話，我發現對人類來說，不知道爲什麼自然會有悲觀的傾向。政治家的思考太過悲觀的話是不好的。所謂的政治，如果不經常很積極地前進的話，是無法使人安心的。而且，面臨迷惑的事情，或是重要的決斷時，永遠在早上去做。」

夜型人適用於三十歲之前

在傍晚到半夜，拚命工作的夜型人，乍看工作好像做得不錯。仗著年輕，工作就像在變把戲，而實際上有能力的人也不少……

但這只有在年輕人當中。過了三十歲，差不多是要擔任管理職的年紀時，像這樣的人很多是因爲年輕的時候勉強的惡果，變得容易疲勞、總覺得失去活力了。

到了深夜還在工作的話，吃飯時間變得無法統一，而且飲食店很多，飲食跟著混亂。夜型人幾乎都不擅自我管理，必然地會累積疲勞與壓力。另外，夜型人很多是重度吸菸者，甚至是菸不離口。光是這樣，就會增加自律神經、循環系統、呼吸系統很大的負擔。

一根菸吸入體內，交感神經的運作會使血壓上升五至十毫米（mmHg）。而爲了使血壓下降，副交感神經約需費五分鐘的時間工作。自律神經失調的情況會使血壓一下子上升二十毫米，要讓它下降則必須要二十分鐘。這時抽菸的話，會更加速神經平衡的崩壞。

根據上述的內容，就不該有夜晚可以增加集中力的錯覺了。半夜工作或是念書，集中力顯然是在低落的時間帶。

一天的疲勞多半積壓在這段時間，同時促進人體活動的荷爾蒙分泌也變得比較少。在這樣的狀態下，是不會產生好的靈感的。如果認爲這個時候的點子很好，經常到了隔天，就會發現這是很爛的想法。

睡前想事情，通常在睡眠中就會忘掉。在就寢前喝酒，更是如此。

相反的，關於早上的想法或是在會議中的討論，都會在當天一直留在腦海裡，在工作中，還可以獲得相關討論的結論。

腦的機能低下關係著肝臟問題

關於酒精問題，如果每天喝三百六十毫升的酒，二十年後肝臟的確會受害。過重的壓力蓄積也是危害肝臟運作的要因之一。

肝臟與腦的運作有相當密切的關係，肝臟的問題是來自腦的機能低下。從腦的松果體會先分泌一種褪黑激素（melatonin）的腦內荷爾蒙。從神經的末梢分泌出乙醯膽鹼（acetylcholine）等神經傳導物質。因爲壓力或是肝臟機能低下，這種荷爾蒙和神經傳導物質的分泌產生異常的話，腦細胞就會隨之老化、死亡。

例如在極度的壓力下，大腦的顳葉內側稱爲海馬迴的部分就會老化。海馬迴是關係我們記憶的器官，如果它衰弱了，當然我們的記憶力就會變差。簡而言之，老化現象就是即便是年輕人，若是肝臟的機能衰退了，要注意的是腦的老化也會提早降臨。

人的腦子是一個約有一千億個神經細胞的集合體。如果過著腦變差的生活，大約二十歲左右開始，一天就有十萬個細胞相繼死亡。

蓄積壓力、過著對肝臟不好的夜型生活的話，阻擋了神經細胞和腦的活化，促使人體老化。希望大家好好想想，年輕的時候過著若無其事、不規則的生活，對腦的運作會帶來多大的影響。

爲了身體不受酒的傷害，每週一天定爲「養肝日」，更希望至少晚上九點以後不要進食，持續維持不懈。如此一來，一定可以擁有健康、無贅肉的身體。

製造腦休息的時間

根據長年奉行早起的腦生理學教授大島清（京都大學名譽教授）的說法，在腦幹的自律神經中心，有通往大腦皮質的情報路徑，這裡有人類生來必須具備的呼吸、睡眠、消化吸收、排泄、荷爾蒙的分泌等調整身體的功能。

這個腦幹中的視丘與被稱爲下視丘的部分，對人體尤其扮演很重要的角色。視丘是將送往腦部的各種傳達集中的所在，從體外進入，通過脊髓與腦幹的感覺很多都是以這裡做爲中繼站，再送往大腦皮質進行運作。

視丘下面的下視丘主要工作是調整自律神經、調節體內荷爾蒙的分泌、調整本能慾望、調整大腦皮質活動四項。

原本在腦中最大的部分就是大腦，左右兩邊的大腦半球，以稱爲腦樑的神經纖維束連結，如果大腦皮質發達的話，腦樑也會變大。大腦皮質由一百四十億個神經細胞穩固結合，掌管我們所有的精神活動。

大腦皮質的構造與運作是三個不同的部分：新皮質、古皮質、舊皮質。古皮質與舊皮質是很早就開始運作的部分，總稱爲大腦邊緣皮質。之後發達的皮質則稱爲大腦新皮質。

這裡希望大家注意的是，大腦邊緣系統及間腦，這個部分是人類生存必要的基本生命活動，聯繫人類本能的部分，還肩負內臟、控制、荷爾蒙的分泌與神經的調整。

一方面大腦新皮質是將進入腦中各種情報結合起來的連合區（譯註）。連合區中的前頭連合區相當於電腦中製作程式的機能。

如果在這個前頭連合區蓄積壓力，大腦新皮質的運作就會混亂，失去理智。如果非常壓抑的話，連本能都會偏斜不正、自律神經系統也會變得破碎不堪。所以前頭連合區要能充分運作，經常製造腦的休息時間，就不容易損害了。

譯註：大腦皮質的運動區、視覺、聽覺、味覺、嗅覺等感覺區與周邊、相關的其他神經中樞聯繫，並統合各種訊息，經營精神機能的神經中樞總稱。

年紀大了自然會早睡早起

為什麼晨型生活較好？因為到了晚上，體力或精神都疲累了，造成腦力變差。這時，如果還繼續勉強工作，是無法提升效率的。這是誰都知道的道理。

從至今已經進行過各式各樣的實驗中，證明了如果不睡覺的話，對頭腦會造成很大的負擔。例如，不睡覺實驗的第二、三天開始，人就會變得焦躁不安、記憶力衰退甚至產生錯覺和幻覺。

當我們想睡覺的時候，只有防衛本能會運作，而身體的機能全部都會下降。因此，大島清先生強調：

「從腦的運作來思考，一邊揉著睡眼、一邊工作的話，會得到反效果。一邊迷迷糊糊地一邊工作，效率是不會提高的。」

工作中被睡魔侵襲的話，先假寐一下子比較好；更甚者，應該從夜型改變爲晨型的生活比較好。從大腦生理學來看，如果一直過著夜型的生活，會讓頭腦變得無法工作，甚至有可能會招致很大的挫敗。

隨著年齡的增長，自然就會早睡早起。這是因爲身體的各部分機能和年齡一起變得衰弱，再也不能像年輕時候一樣勉強，身體透過自律神經發出「你的身體已經無法再忍受過著勉強熬夜的生活了」的忠告。這就是防衛本能的作用。

在健康上來說，這麼做是比較能令人接受的，假設有人說晚睡晚起對健康有益，但自律神經卻完全不是這麼運作的。因爲如此，早睡早起就如我們所知的，是人類原本生活就存在的基本形態。

雖然說年輕的時候還可以硬拚，但用不著晚上特別跑去玩，然後耗費身心和金錢。

而且，熬夜的人，有時半夜三點就寢，睡到中午十二點起床；有時凌晨十二點睡覺，早上八點起床，有各式各樣的睡覺與起床的時間。這種狀態持續下去的話，馬上就會導致自律神經失調。

自律神經的平衡若是被破壞的話，內臟的運作就會變差，進而生病；覺得腸胃怪怪的、脈搏速度不規則。所以說熬夜是萬病的起源。

如果年輕人實行早睡早起的話，不僅身心都會更健康，頭腦也會清晰、擁有積極、開朗的性格，必定可以豐富無可取代的人生。

可以做到的人必定覺得早餐很美味

所謂「健康良好」，我想，簡單來說，是指只要能善加管理，同時均衡睡眠、運動、飲食這三個要素，就十分足夠了。

爲了做好工作、爲了念好書，身心健康是最重要的前提。最近市面上的書店，充斥很多各式各樣關於健康管理的方法書與啓蒙書。每個人都有關注健康的證據，換言之，這就是現代人不健康生活的寫照。

英國的醫學專家以七千名男性爲對象，從他們如何能夠健康而長壽爲觀點來進行生活習慣的調查，而出現以下的項目。

每週進行兩至三次適度的運動。
每天有七、八個小時的充足睡眠。
不喝酒，或是不喝過量的酒。
每天有規律的三餐、不吃零食消夜。
每天確實吃早餐。

在這之中，爲了每天確實吃早餐，一定要有早餐的食慾。能夠覺得吃早餐很美味，就是健康的證明。

最近都市中的上班族，幾乎都不吃早餐，或是有很多上班族是隨便咬幾口麵包而已。因爲太太沒有準備或是太晚起床沒有好好吃早餐的時間，有各種的理由，甚至有不少人說因爲早上沒有食慾所以不吃。

前一天晚上很晚還在喝酒，酒精還處在沒消化掉的狀態，當然就沒有食慾了。雖然不愛喝酒的我無法理解宿醉的痛苦，但是一問之下，才知道宿醉會讓人一想到食物就想吐。

以這樣的狀態到公司，不僅讓人擔心是不是眞的能夠上班，而且，沒有吃早餐就去上班的話，大部分在中午以前都無法眞正進入工作狀態。這不僅對自己，對公司也是一種損失。

一天的飲食中，早餐是最重要的，不管什麼醫生都是這麼說的，所以我們沒有必要再反覆說明，誰都知道這個道理。但是，知道歸知道，卻無法實際實行。

要好好吃早餐其實是非常簡單的事情，只要早上早點起來就好了。只是如此而已。早一點起來，在吃早飯前做一點簡單的運動，不只特別對生病的人有效，一般人也都能因此自然產生食慾。

要早起，原則上就要早點睡覺。如果很晚才上床，在上床睡覺前，就會老是覺得肚子餓，而去吃消夜。因爲夜晚內臟的機能變差，消夜對腸胃是一種負擔。隔天早上起床的時候，就會有所謂的「消化不良」的狀態，這個時候要覺得早餐好吃是不可能的。

從這一點就知道，早睡的人，沒有吃消夜的必要，醒來的時候，肚子就會是空空的。因爲胃從天亮的時候才開始因爲自律神經的活動而活化，已經準備好消化吃下的食物。在這個時候如果搭配散步等運動，會刺激內臟、充分分泌消化液等，伴隨著愉快的疲勞感而來的是空腹感的增加。

而且，早起的話，就會有充裕的時間，可以好好地咀嚼、品味，對消化器官也很好，並且使營養的吸收率提高。至少花二十分鐘以上吃飯是最基本的。細嚼慢嚥的話，就可以抑制自己吃到八分飽；吃飯急急忙忙的話，通常都會吃過量。

除了這個優點以外，因爲運動會消耗能量，運動後的早餐能夠使能量的攝取達到平衡。也就是說，大量吃早餐也不會造成肥胖。相反的，在能量消耗少的晚上吃零食，特別是脂肪類的食物，消耗會變得遲緩，因此容易肥胖，甚至成爲成人病的原因。

由於早起與早上的運動，與自律神經的覺醒節奏相配合之下，早餐就會變得很美味。這就是「健康人」、「做得到的人」的大祕密。覺得早餐美味的人，是不會得到成人病的。

醫院必定早睡早起

近年來美國的醫院盛行晨間治療（morning care），其效果頗受矚目。而且進行這種晨間治療的醫院就稱為晨間醫院。

如果有住院經驗的人應該都知道，住院就是只能躺在病床上，什麼也不能做、好好地睡覺。但是醫院早上很早就起床，不管有沒有食慾，都會送來充足的早餐。晚餐時間也很早，電燈更是早早就熄掉了，強制過著與電視深夜節目無緣的生活。

早睡早起可以提高治療的效率，這是公認的事實。

治病能否堅持到底，得看病人本人所擁有的痊癒力，醫師無法給予太多的幫助。不管多麼優秀的醫生，如果本人沒有想要治好的慾望，治療的效果就會變得很低。

人類對於的疾病或外傷的痊癒力，有一日週期的規律，在早上因爲身心活化，所以會提高痊癒力。這也是遠古時候，出去狩獵等活動受傷機率很高的時間帶。

曾經聽醫生說過，血液中負責對抗外部侵入的細菌和異物的白血球，在晚上十點左右到凌晨兩點的時候，是數量最多的。所以，不用說免疫力也是一樣，天剛亮的時候，比平時更強。

如果在這個時間帶進行治療，效果當然會提高，從而對住在醫院的患者來說，就有早睡早起與養成規律生活的義務。特別是憂鬱症和自律神經失調症、心身症等的治療，還有手術後的復健等，進行晨間治療能發揮很大的效果。

例如，動物在被外敵侵襲的情況下，脈搏會加速，血壓上升，血液容易凝固，還有瞳孔睜開、血液中糖分上升等反應。這些都是面對外敵的壓迫時，爲了自我防備而產生的防衛反應。

與此相同的是，我們人類也會產生這樣的反應。假設，人類對於外界的刺激感覺到危險，便會以交感神經、副腎爲中心，產生防衛反應。首先，與意志無關的交感神經會變得緊張起來，從副腎大量分泌副腎髓質荷爾蒙（腎上腺素）。交感神經會促進心臟的運動，抑制腸胃的運作，並使皮膚血管收縮、瞳孔放大、冒冷汗等。同時也會促使從副腎分泌的副腎皮質荷爾蒙，這些都是背地裡擔任輔助交感神經產生作用的角色。

由於這些反應，和動物的例子一樣，心臟跳動的次數會提高、使血管收縮（血壓上升）、促進往腦部、肌肉等重要器官的血液循環，還有使能量與血糖量增加而增強體力、以對抗「外敵」。

除了這些以外，當我們受到氣候的急遽變化時，如熱的時候會流汗散發體熱；冷的時候皮膚血管收縮，防止體熱發散。對抗極度寒冷的方法，就是積極提高熱量的生產。

我們的身體像這樣對於來自外界的攻擊，會動員這樣的機能，控制住健康狀態的破綻。另外，如同前面所述，人年紀大了之後，自然會變得早起，這是衰弱的身體的自我防衛作用，也正是自然痊癒力的呈現。

人體具備的最大武器是從副腎分泌的荷爾蒙。因爲有這項功能，所以人類擁有自然痊癒力。喪失防禦力而使自然痊癒力崩壞的時候，就會生病。不過，即使生病接受醫師的治療，如果有體內防衛軍的援助，光憑此就可以增加治療的效果。

接著，根據先前所說的，人體的自然痊癒力中副腎荷爾蒙的分泌是從天剛亮的時候開始，在早上七點到八點左右達到頂點。因而如果在這個時間帶進行治療的話，就可以儘早痊癒。

因爲早睡早起、早晨做運動、控制飲食，所以與腦梗塞絕緣、了不起地克服了困難疾病的東海大學鈴木博教授說：

「我變得會以長期性思考自己的人生，與家族的牽絆加強了早起的生活就是我的奧祕，偉大的力量讓我深切的感動。」

從此不限於醫院而已，上班族在上班前去游泳、打高爾夫球、從事重量訓練等，流汗過後才去上班也算是一種晨間治療。美國的大企業很多都在公司裡設置了體能訓練設備，員工爲此提早到公司、大量流汗的情形也很常見。

不過，我實際到福特汽車、ＩＢＭ等企業視察之後，發現提早到公司鍛鍊身體的，幾乎都是經營高層的人。果然管理者比一般員工要早起，也可以說早起的人才能把工作做好。

在美國於早上召開重要會議的也有不少，日本也是一樣，經營者、企業家、政治家等大多會參加早上的學習會。

從事攸關生死的認眞經營者，大家都是早起者。

人類最古老的健康法

街頭巷尾充斥無數的「健康法」，但是未必有他們說的各種效果，且實際上不是很麻煩、就是要花很多錢，很難長期維持。

早睡早起可說是人類最古老、最簡單、便宜而有效的健康法。爲什麼呢？這是因爲早睡早起是根源於自然的道理，而且是很合理的做法。與其他的健康法（有實際效果的所在多有）並行的話，應該會使效果倍增吧！

例如一樣是慢跑，在晚上跑與在早上跑，效果就有差。因爲室外的空氣狀態、晚上和早上是不一樣的。

對於像我們這樣一直維持早睡早起的人來說，是沒有什麼特別的感覺。

這種「健康法」，不只是簡單便宜，更是循著人類原本的生理狀態，只不過是過著是最自然的生活而已。

想睡的時候就睡覺，天亮了就睜開眼睛醒來；起來之後，就做做促進身心活化的運動，然後好好吃早餐。活動了一整天，到了晚上，身心的運作變得遲緩了，自然地會想睡覺，然後就上床。簡單來說，就只是這樣而已。

當然，在此之前，要改善已經習慣的夜型生活變成晨型生活，這是需要努力與花工夫的。關於這一點，容後再述，總之，一旦改變了，之後就會自然而然地習慣。畢竟對人類來說，夜型人的生活方式，是一種增加不必要負擔的生活形態。

通勤地獄變最佳書房

成為晨型人的好處：早上有充裕的時間出門，避開世界有名的日本通勤地獄，可以悠閒地伸展身體、讀書、練習發想……

日本上班族的通勤時間平均單程一小時，甚至時間較長的人要花費兩小時左右。不能好好地吃早餐、一邊揉著睡眼、在擠得滿滿的電車中緊抓著吊桿，如果早起，情況就會有很大的差別，當然到了工作單位之後也會有影響。如果一直這樣不管多少年都重複過著這樣的生活，早睡早起的人與夜型的人，會有什麼樣程度的差別呢？

京都大學名譽教授大島清先生的看法是，凌晨三點到六點的這段時間是所謂的「時間的賺取時間」。早上一小時的腦細胞活化，相當於晚上的三小時。而且不管是誰一天都只有二十四小時，假如好好利用早上的空暇時間，就可以創造出三十個小時以上的價值。

實踐晚上九點上床，清晨四點起床生活的東京大學名譽教授竹內均先生歸納說：「通勤時間長的人很令人羨慕。」竹內先生在東大執教鞭的時候，七點半就到大學了。

「我早上很早上班的理由之一是清晨的電車比較空，而且東京的擁擠是很可怕的，所以七點以前的電車大多是有座位可以坐的。因為有時候可以寫寫急需的稿子，或是讀讀書，可說是最佳的書房。」

因為日本的住宅政策很混亂，所以都市的上班族通勤時間都變得愈來愈長，但不要只是為此唉聲歎氣，應該要積極地思考活用時間的方法。

早一點起床、提早三十分鐘出門、加倍有意義地使用那段時間不就更巧妙嗎？竹內先生說得沒錯，電車中也可以成為光明正大的書房。

竹內先生一日生活形態如下所述：

早上四點　　起床

早上六點前　　在家裡的工作室念書。

早上六點半　　早餐。

早上七點前　　從家裡出門前往辦公室。

早上八點前　　進入辦公室。

正午　　午餐。

下午四點半　　結束工作，離開辦公室。

下午五點半　　回家、吃過晚飯躺臥著看書，或是洗澡。

晚上九點　　就寢。

竹內先生從當大學教授時代到現在，都維持這樣的生活形態，特別是就寢與起床的規律從來沒有打亂過。關於早睡早起的效用，他說：

「要確立這樣的早起形態，首先要確實掌握早上的時間。這裡的學習時間，也可以適用於先於他人的工作時間。如果養成習慣，不知不覺中，就會習慣過著孜孜不倦、每天努力的生活。結果當你察覺到的時候，你就會發現自己已經成長，而且比別人更加優秀。」

從小學開始就養成早起的生活習慣的竹內先生說：「可以保障自己擁有健康的身體就是早睡早起的生活，早起也是給予自己奮發圖強的良好刺激。」

而且他還說：「在別人還沒起床的時候醒來，念書或是到辦公室，都是省視自己的很好時間。而且，當別人都還沒有熟悉工作或念書的時候，你就會有結束工作或學習的優越感，產生積極的生活方式。」

早上充滿動力時，散步或從事簡單體操，就可以獲得不可思議的精力。只要在動力提高的優質時間裡補充能量，會慶幸有這樣的時間。產生好好利用時間的心理準備，就會想著「接下來要做什麼」，行動也會因此乾淨俐落。

偉大的哲學家是「走動的真人時鐘」

兩百年前的哲學家康德（Immanuel Kant）是建構德國觀念哲學的大人物。康德也是習慣早睡早起，達成偉業的典型人物之一。

竹內先生的生活形態和有名的哲學家康德的生活規律頗有相似之處。康德是個性嚴謹耿直的人，這點也充分表現在他的生活方式上。他的人生幾乎都在旅行，而且也沒有結婚，每天從早到晚都在思索與著作。

康德最晚十一點就睡覺，早上五點起來，喝過一杯咖啡以後，一定出門散步。有如康德每天日課的散步非常規律，每天都走一樣的路。而且，每天同樣時間就會經過同樣的場所。因爲幾乎毫無差錯，所以街坊的人都稱他爲「走動的眞人時鐘」。康德所居住的哥尼斯堡（Konigsberg）雖然有一個鐘塔，但偶爾會出錯。所以街坊的人都說，比起看鐘塔的時間，還不如看散步的康德更能知道正確的時間。

康德遵守早睡早起的生活節奏因而有出類拔萃的集中力，成就留名歷史的偉業。

不只「早起三光，晚起三慌」

常常聽到「早起三光，晚起三慌」（比喻早起好處多）的說法，不僅如此，日本還有很多推崇早起的格言。

「早起之家能致福。」
「早起千兩、晚起百兩。」（意思是早起者的工作獲利率高。）
「早睡早起絕百病。」
「貧窮的熬夜、有錢的早起。」（經常在晚上玩樂，就存不了錢。）
「早睡早起是富翁之本。」
「白天睡覺晚上種田。」（如果早上睡覺的話，工作就要做到晚上。）

「晝寢是貧窮之相。」

「酒與晝寢是通往貧窮的捷徑。」

另外，雖然有「早起貧窮、睡覺福神」的說法，但這是在元旦說的話，因爲這有正月的時候就應該好好休息的意思，所以是不一樣的。

以下介紹一些世界各地的各種諺語。

在義大利，「早起三光，晚起三慌」的說法則是換成「早上的時間可以開口成金」；英語圈則是以「早起的鳥兒有蟲吃」廣爲人知；波羅的海那邊有「早起的鳥兒漱漱口，晚起的鳥兒揉眼睛」。相反的，雖然也有「早起鳴叫的鳥兒被貓吃」的說法，這不過是早上賴床者的狡辯而已。

東歐諸國有「早上的鳥兒飛得遠」、「早上比晚上好」、「早上比晚上年長（智慧者的話）」、「早起獲得更多」、「早起的人可以走得遠」等格言或是戒律。中南美洲則有「早起的女孩找得到丈夫」、「早起者喝乾淨水」等。

除此之外，其他各地方是直接表現在日常生活的常用句中，如：「神助早起者」（葡萄牙）、「早睡早起的孩子長得好」（葡萄牙）、「早起者會獲得神的恩惠」（波蘭）等。

光看這些各地推崇早起的諺語或是格言，就可以知道早起的好處多多，但儘管如此，卻依然還有怎麼也無法實行的情況。

重要幹部不該打卡

我曾聽過大日本印刷化學前工業社長川村茂邦先生說過：「在我的身邊有可以託付將來的年輕人，但是他卻苦笑著跟我說：『不管多晚，我都很有精神，但是只有早起這件事讓我很為難……』就因為這樣，讓我沒辦法給他太好的評價，我認為是否可以早起，會讓人生有很大的不同。」

很多員工就算不遲到，在工作開始的時間才慌慌張張到公司。這樣的人不但沒有爲了上班吃早餐，也說不上會多麼有活力。川村先生的公司大約有三成這樣的人。

按照川村先生的看法，那些人不但沒有體力，頭腦的運作和反應也都很遲鈍。而且很容易有「工作做不完就加班吧」的安逸想法，一天當中總是慢吞吞的，做事散漫的例子很多。

「以我長年的經驗來看，早上早一點到公司、晚上準時回家的守規律員工，大多是可以確實完成工作。另一方面，我看過很多在傍晚到晚上蠻幹的員工，過了三十歲以後，業績馬上下滑的例子。」

所以川村先生歸結說：「早起是成功的重要因素！」

「經營者大多是過著晨型的生活，他們大部分都很長壽，但不是說年紀大了才自然變成晨型者，而是他們原本就過著晨型者的規律生活，除了建立了自己的節奏之外，也有很優秀的判斷力和統御力，可以持續不斷地從事積極的活動。結果就是讓他們坐上高層的寶座。」

確實在異業交流會的朝會上，有很多參加者是大企業的領導者或是其他業種的經營者。以水泥爲事業中心，構築了淺野財閥的淺野總一郎，以及西武集團的創始者提康次郎都是早起的人。淺野先生每天早上早餐前都會召開重要幹部會議；提康先生則是早上四點起來，五點召開重要幹部會議。

對建立巨大財富的創業家來說，在公司擔任要職的人不需要跟一般員工一樣正常上下班，因爲對他們來說，早上一小時相當於白天的三小時，這就是他們的心得。

以夜型人自傲是自殺的行為

所謂的夜型人，他們比其他人還要習慣夜晚的生活，但是對人類的體質而言，夜型人並不會在夜晚比白天活得更好。

自認為自己是夜型人並以此為傲，這無疑是自殺的行為。這裡的問題是，在討論夜型生活會導致睡眠不足之前，要先看的是它違反了自然的循環。

夜型人總括來說，大多是拘泥且固執的人。相對來說，晨型人從早起的前一晚開始就做好準備，而且意志強，大多數都不拘泥於小事。

我所主導的心身醫學研究所有很多年輕人來拜訪，來訪者的男女比例約各半。職業別的話，因爲泡沫經濟的崩壞，加上不良債券的問題等，所以證券公司和金融相關的員工比較多。

自律神經失調症或憂鬱症的病人大多任性地以自我爲中心，所以早上起不來是他們共通的特徵。

晚上很晚睡的話，早上當然就起不來，過著不規律的生活，步調就會打亂。然後如果生活的步調混亂了，甚至會使性格跟著改變。

籠統地說，晨型人外向，夜型人內向；而且內向的人容易有成爲夜型人的傾向，在我接觸的案例中，因爲改變生活形態爲晨型之後，因而性格變爲外向、積極的也不少。

夜型人容易動不動就發牢騷，因爲內向，所以白天很難好好說明自己的主張，夜晚藉著酒膽大發牢騷，說上司的壞話，卻什麼也無法改善。自我逃避的傾向也是夜型人的特徵之一。

另外，對自己的人生沒有目標和想法的人，也容易成爲夜型人。考試、念書、晚上工作的人另當別論，但有很多人是在晚上醒著，一直看電視、打電腦，白白浪費時間。

確實這些休閒娛樂在某些程度上是有消除疲勞的作用，但是其中喝酒、抽菸、吃消夜……，結果大多是把疲勞延續到隔天而已。熬夜打麻將、打電動玩具都是不健康的休閒，做爲消解壓力、恢復疲勞的方法來說，效率是很差的。早上醒來也不想吃早餐、而且到了公司感覺好像沒什麼精神。

從晨型人的角度來看，夜型人只是徒然浪費金錢和時間，而且只會有害健康。如果想要過著有意義的人生，還是應該早一點從這種惡性循環的生活中脫離。

戰國武將如果不早起就無法勝任

若是世界上有所謂「必須」早起的人，首先就是生病的人，早起讓身體具備的自然痊癒力更發揮效用，可讓身體早點痊癒。特別是自律神經相關的疾病，對有「心病」的人非常重要，回到自然規律的生活，自然就會回到健全的狀態。其次是創業者，對事業有遠大夢想和重大責任的人。

織田信長每天早上寅時（凌晨四點左右）起床騎馬。他的做法是每次都騎到同一地，然後再回去。單程約八公里，他的去程是練習戰略，回程則是做決斷。所以他能在戰亂中嶄露頭角。這段馬上時間，可說是信長之所以爲信長的時間。大家都知道信長統一天下，但其實他也有未完成的夢——征服世界。他的夢想是從朝鮮馳騁到中國、印度，甚至是歐洲，積極地取法西洋文明。所以他很早就引入槍炮，並製造船舷兩邊綁上燃燒鐵板的西洋式軍艦。像這樣超群的點子，是比別人早起努力才能產生的。

因爲社會不安定，所以戰國時代武將的生活方式受到注目，相關的書也非常暢銷。當然，因爲他們處在混沌的狀態中，在自己掌握主導權的情況下，想出創造秩序的方法，這是很值得參考的。

這樣的時代，堅強的目標意志、冷靜的決斷力是很重要的，所以必須有前鋒必勝的企圖心。因此戰國時代的武將，他們的共通點是大家都很早起。也可以說，如果不能早起的話，就無法勝任戰國武將的工作。

戰國時代雖然經常在夜裡突擊，實際上那都是從天還沒亮到早上的攻擊。先發制人，如果武將晝寢，馬上就會在睡夢中被斬首。

最近主導創投的人，誠然也是「戰國武將」。因爲他們具備明確的目的和意志，擔任重大的責任。這樣的人如果早上賴床的話，幾乎是不可能成功的。

從事創意工作的人大多是夜型人，他們可能是在晚上跟朋友一邊喝酒、一邊滔滔不絕說話當中，獲得意想不到的靈感，不過這是偶然的。想要經常有靈感的話，早起是絕對不可欠缺的，因爲早起是靈感的寶庫。

頭腦清醒意味著即使是爲了考試而念書的人，如果能早一點起床、在早上念書的話，效率會更高。

另外，對想要成功的人而言，早起也是必要條件。

信長四點左右就騎馬出去，爲此，照應他的木下藤吉郎要比他更早，在凌晨三點就起床準備馬匹，將主人的鞋子抱在懷裡暖好，因此他的成功是被肯定的。豐臣秀吉也是年輕的時候孜孜不倦努力才達成統一天下的美夢。

自己可以得到早起的優點

「我的故鄉沖繩早起者很多，我小時候也是很早起床，利用清醒的頭腦讀書，所以參加司法考試一次就合格了。」沖繩出身的律師伊禮勇吉說。

對律師而言，邏輯觀念是很重要的。決定如何展開辯論方針，然後根據邏輯說服對方，讓法官採納。常常得寫上百張稿紙的大論文，這個時候，伊禮先生都利用早上清醒的頭腦來工作，因此得到很好的成果。他給很難早點起床的年輕人的建議是：

「最重要的是要從自己的心理來考量，雖然聽說早起好處多多，但是晨起的眞正優點，只有自己才能理解。實際上，早上頭腦清醒，效率會很高，所以一天可以有兩倍、三倍的活用。如果自己能確實理解這樣的好處，我想自然就會變成早起的人。」

確實如他所說的，光是嚷著：「早起吧！」而沒有什麼目的，或是如果不是眞的能夠理解早起有哪些具體的好處的話，是無法實行的。不光是早起這件事，其他所有的事情也是一樣的道理。

律師是徹底的以人爲對象的工作，而且不得不連續不斷和各式各樣類型的人產生關連。其中可能有些客戶是因自己任性而犯了罪，而法官並不會像了解自己的孩子一樣去了解那些人。律師的工作沒有固定的上下班時間，時間也很瑣碎，有時候還不得不在深夜裡工作。總而言之，絕對是比一般的上班族壓力還大的工作。

「我們的工作是必須多元化地處理各種案件的業務形態，所以如果不用多重角度來看事物的話，是很難處理得好的。」

伊禮先生也像沖繩人一樣，經常靠喝酒來消除壓力。

「爲了消除壓力，所以經常喝酒。但是即使如此，隔天早上還是可以早起。這應該是習慣的力量使然吧！早上的工作對自己會有什麼樣的加分效果，自己是很清楚知道的。」

早餐前一個人工作，除了頭腦很清醒之外，因爲是其他人都還在睡覺的時間，不會被打擾、可以集中精神，當然也不會有煩人的電話。電視像樣的節目也還沒開始播出，繁華街道的電燈已經熄掉了，因此誘惑也不存在。不只是工作，休閒嗜好也是一樣，此時也可以去做自己喜歡的事情。

眼睁睁地看著這樣的時光溜走的話，是人生的一大損失。

3

為什麼晨型人的心靈、身體與頭腦都比較好？

§早起一點靈§

民間諺語：

◎早睡早起，賽過人參補身體。

◎吃洋參，不如睡五更。

◎一夜不宿，十夜不足。

◎一夜不睡，十夜不醒。

◎早睡早起，清爽歡喜；遲睡遲起，強拉眼皮。

◎早早睡，早早起；眼睛鼻子都歡喜；晚晚睡，晚晚起，渾身上下無力氣。

◎早睡早起，沒病惹你。

早晨的時光如此之長

「一日之始在於晨。之所以比別人早點起床、展開一天的生活，並不全然只是為了維持健康而已。」

位於東京築地的「築地玉壽司」的董事長中野里孝正先生，其生活信條便是「先手必勝」。

聽說他過去也曾是典型的夜貓子。由於沒有人那麼早就登門吃壽司，他很容易就成了夜貓子。他又不排斥喝酒，直到四十幾歲，大概是發現自己體質有了改變，對於喝酒夜歸這種事，才漸漸提不起勁來。

「在這之前，總是毫不考慮喝酒喝到很晚，就連偶爾爲了打高爾夫球之類的事需要早點起床也毫不在意。這種情況一直持續到四十五歲時，當時，只要前一晚多喝一點，到了隔天身體就會反應出來，感覺很不舒服。」

就在此時，中野里接受朋友邀約，參加某個團體舉辦的早晨讀書會，去了幾次之後，還半推半就地被推選爲幹部，怎樣都拒絕不了。

「我本來也不像是會去參加讀書會的那種人喔。不過，爲了好好推行自己的職務，自然也就養成早起的習慣了。」

築地玉壽司的營業時間從早上十點到晚上十一點。

「即使一早出席聚會，也絲毫不會影響之後的工作。可是，在這之前，早晨的時間都在睡覺，因而平常也常有多睡個三、四個小時的事。而就寢之前都是喝酒喝到很晚才回來。

「現在想想，過去就是因爲找了各種藉口，說這是爲了做生意，不然就是爲了打好人際關係等等，才會接著第二輪、第三輪跟著大家續攤喝酒。但實際上，心裡也明白喝酒和這些事根本就沒什麼關係。

「既然有各式各樣的應酬要參加，喝個第一輪就好，第二輪之後就不再奉陪了。

「過一陣子，大家就會知道這位董事長不喜歡在晚上應酬的事，自然就不會有邀約上門了。

「雖然如此，卻也絲毫不會妨礙到生意的進行。至於現在，應酬超過晚上十二點的情形幾乎少之又少。

「儘管如此，過去我還眞的沒發覺原來早晨還有那麼多的時間呢！現在我才體會到，早起這件事才是我能夠掌握商機的原因。」

夜晚是歡愉的世界，然而……

「早晨是培養感性的最佳時刻」，中野先生向年輕人極力說明這個道理，與其絞盡腦汁左思右想，最重要的還是要有靈感。

腦海中瞬間浮現的靈感，也只有在早上才會出現。當這種情形愈加累積，漸漸的一個人的感受性也會變得更爲豐富。中野先生指出：

「對年輕人來說，夜晚眞的是充滿樂趣！而且，還能非常愉快地在這當中建立起人際關係。因此，要人放棄這樣的歡樂，是滿困難的。不過，如果能改變自己的思考方式，自己設定一個什麼目標，譬如說，續第二攤的時候還是去，第三回合就不再跟進等等，我想，爲了不超過這個範圍自然會有所節制。要眞的做到不在意對方，拒絕任何晚上的邀約也是不可能的。所以也只能用這種方式，一步一步來了。

「只是，我可以告訴大家，超過了四十五歲之後，絕對可以感覺到和目前爲止的自己有很大的不同。三十歲之前，想怎麼做就放手去做。這次失敗了，只要下回再掌握好一點，一定還是彌補得回來。就連我也曾經有過一連串的失敗。然而，從四十歲開始一直到五十歲之後所經歷的失敗，就許多意義上來看，要能夠修復就變得非常困難。

「所以，我認爲一旦過了四十五歲之後，就應該積極地改變自己的想法。以我來說，我也是因爲偶爾有些時候需要早點起床，才會發現許多自己從來都沒察覺到的事。」

現在，大部分壽司店的菜單上都會有「手卷」這一項。想出這種做法，並且最早在日本（及全世界）將它商品化的人，其實就是中野里先生。而這個點子也是在早晨靈機一動時所想出來的。

當我們去到速食店時，最爲困惑的就是往往都會有「時價」這一項。價格會隨著當日的進貨行情而有所不同；甚至有很多店家連價目表都沒掛出來。心想，點菜之前詢問價錢好像有點土，可是，如果待會結帳金額多到讓人嚇一跳的話又該怎麼辦……

不過，要是去到中野里先生的店，就不用擔心了。由於採行「價格均一化」的緣故，不管什麼時間去都是同樣的價格。也由於他們是個國內、外加起來共有四十家以上分店的大型連鎖店，可以大量進貨，才有辦法做到這點。而這也是因爲中野里先生想出這個很棒的點子，並且毅然決然付諸實行。還有，聽說這個點子也是一樣「在早晨想到的」。

現在，回轉壽司或壽司吧相當普及，但話說回來，這是因爲有中野里先生所發明的價格均一化系統，才能有這樣的成果。

早起有益於地球環境

「早起也能算是一種生態學（ecology）上的課題。」這也是中野里先生經常掛在嘴邊的一句話。

「如果只要有刺激經濟或本能的娛樂活動，就能讓生活過得美滿，那當然很好。可是，地球溫室效應的日趨嚴重，以及開發中國家人口的急速增加等等，各種問題都代表了這個世界失衡的結果，而我們肩上的擔子也因此愈來愈沉重。這都是因為，人類的生活已經從『自然生活』這種原本應該有的樣貌，轉為一種人為的、人工式的生活，才會失去該有的平衡。所以說，如果用生態學的角度來看，人類就是要早而起、夜而息，這樣才是符合自然的行爲。」

簡而言之，如果人們都能儘量過著奉行自然之道的生活，日出而起日落而息，應該就能省下莫大的用電量。就這一點，你我可以一起努力的最簡單方法，就是早起。

「對人類來說，配合自然節奏的生活，是最好不過的。現在之所以違反這個法則並轉爲夜晚生活的型態，是因爲人類用智慧發明了電燈，創造了二十四小時都能活動的社會。

「沒錯，這裡說的環境問題或是生態問題，這都是比較嚴肅一點的講法。不過，如果能夠配合地球的自轉來過日子，便會發覺這件事和我們所說的『守護地球環境』的課題間，自然有著一定的關聯，不是嗎？雖然說，我們自己做的是晚上的生意，很難說得振振有詞。可是，我做董事長，幾乎不需要花到什麼交際費，就連偶爾花個自己的零用錢去喝點小酒之類的事，也愈來愈覺得麻煩了呢……」

我自己一直以來都是站在推廣早起的立場，這當中受到中野里先生的影響自然不小。其中影響我最大的一點就是，中野里先生是個不管面對成功或失敗，都能將所有體驗化爲正面思考的人。

存著「如何才能帶領自己從失敗走向成功」的想法，換言之就是一種掌握大局的方法。

有一陣子，我爲了如何指導人員的事而感到苦惱不已，於是我找了中野里先生商量。

譬如，當我們已經知道對方的缺點時，該用什麼方法讓他知道比較好呢？中野里先生的做法是，不直接告訴本人，而是將內容寫下來，傳給各支店店長，儘可能由他們循序漸進來告知；也就是由上而下的直線傳達方式。

經由這種方式，可以讓對方負起自己在工作上應負的責任。如果這些事是由董事長直接向本人告知，那麼，對方會怎麼想呢？一定會認爲是自己的直屬上司向董事長打小報告吧！這麼一來，對方也會對自己的上司失去信賴感的。

就像這樣，中野里先生思考事情的原則，便是隨時站在對方的立場來設想，充滿著體貼對方的心情。之所以能夠同時從自己和對方兩方面的立場來思考事情，也是因爲擁有開闊的胸懷吧！

找回遺忘已久的感性

聽，麻雀正在叫呢！好像聞到烤魚的香味……擔任經營顧問和稅務會計的山口衛，逐漸習慣早起後，發覺了一種和從前截然不同的感性正孕育而生。

山口先生曾經在一流的企業負責業務工作，卻下定決心，在三十四歲的時候取得稅務會計資格，轉到一家從事會計與經營顧問的事務所任職。

「想試著改變目前爲止的生活型態，試著早一點起床，過那種合乎倫理的、順應大自然法則運行的生活。」

由於受到事務所裡的一位老師、同時也是倫理研究所的指導員的教導，山口先生不論除夕夜或元旦，每天早上都是四點起床，出席倫理研究所的讀書會，開始挑戰成爲「晨型人」。

聽說他過去一直是個夜貓子，所以要實踐這個想法實在不是那麼容易。最開始的時候，一星期大約會有一次左右的比例會遲到或是缺席。

要解決睡眠不足的問題，最要緊的就是提早就寢。以山口先生來說，因爲工作時間都在白天，能夠在晚上十點上床睡覺就行了。然而，長年累積下來的熬夜習慣，卻不是那麼簡單就能改變。特別是，半夜一點左右便醒過來，到了四點之前都睡不著的習慣，令他十分煩惱。

「即使早上儘量早起，可是一到中午左右，就會想睡覺，整顆頭昏沉沉的。於是只好利用午休時間，就著辦公室的一角瞇一下，如果是搭乘電車，也會睡個五分鐘、十分鐘，總之，就是要想盡辦法補足睡眠。」

等到山口先生的身體終於習慣了早起，也是一百天（三、四個月）之後的事了，從那時候起，他便發覺一種全新的感性正在自己的內部持續萌芽。

當然，這種感性原本是每個人都會有的，只不過因爲一直以來過著夜晚型態的生活，才會將它遺忘了。在轉爲早晨型的生活之後，這樣的感性才又漸漸地被喚醒。

「就連每個女性，看起來都那麼漂亮呢！」

這樣不可思議的感覺，成了一種新的樂趣，同時，從身爲企業上班族的時代開始就有的胃弱毛病，以及剛換工作時那種不安的感覺，都慢慢地有所改善，而對於他人或事物，也能夠用寬容一點的心情來對待。山口先生接著講述了這段感想：

「過去還是夜貓子的學生時代，曾因爲許多困難同時積在一起，而失去了活下去的力氣。會出現這種軟弱的想法，一定是在夜晚的時候。相對於早起是希望的泉源，夜晚則是悲觀的支配者。然而我相信，夜晚雖然有夜晚的文化，但是在另一個世界裡，也就是當我轉換成早晨型態的生活時，我的人生有了很大的改變，得到了支持力量。」

睡眠就是讓頭腦休養

我們只要在睡眠、運動和飲食三方面多注意，就能維持健康。反之，如果身體狀況變差，就代表這三個要素裡，有哪個地方出了問題。

特別是睡眠和運動，與本書的主題「早起」有著密不可分的關係。首先，就讓我們從睡眠這一點來思考。

原則上，人類一天需要有七個半小時的睡眠時間。但是，「睡眠量」並不單單只是時間的問題而已，更重要的是睡眠的深度。爲了幫助熟睡，最重要的就是要在適合睡眠的時間裡就寢。睡得愈深，則愈能在很短的時間內消除疲勞。若是一直處於淺睡的狀態，無所事事地蓋著棉被發呆，就只是在浪費時間而已，甚至連頭腦都會變得遲鈍。

因此，爲了提高睡眠效率，事先對於睡眠有一番科學上的了解，應該也是很有助益的。

自律神經交替地引發睡眠與覺醒，而掌管自律神經的，當然是大腦。我們的意識活動，是受到經過延髓、橋腦、中腦到匯流於大腦中央下視丘的神經量，也就是感覺刺激的量所影響。

受到感覺刺激的量愈多，大腦的活動就會變得活躍，而意識也會跟著旺盛，感覺更加清醒；相反的，如果受到的刺激愈少，則意識的程度也會降低，因而出現想睡覺的感覺。因此，爲了幫助睡眠，只有盡可能地減少感覺刺激，讓腦部獲得休養才行。

最有效率的就寢與起床時間

人類的睡眠，每隔一．五個小時到兩個小時左右，有一次週期，這個週期會重複循環好幾回。

睡眠的一個週期可分爲淺層睡眠、中度睡眠、熟睡及快速動眼期（REM）睡眠四個部分。快速動眼期睡眠以外的三種狀態，總稱爲非快速動眼期（NREM）睡眠。

淺層睡眠指的是入睡之前的瞌睡狀態，通常在數分鐘之後就會入眠。一旦睡著之後，在進入第二次循環時，就不會再重複淺睡的這個狀態。接著，中度睡眠大約會持續二、三十分鐘左右。在這個狀態時，只要聽到一點點的聲音，就會醒過來。等進入熟睡的狀態之後，會持續四、五十分鐘左右的睡眠。這時，就算被人捏著鼻子，也不會醒過來。

處於熟睡的狀態時，無論受到什麼刺激而醒過來，會因爲從睡眠到清醒間的落差太大，有十分鐘以上意識會停留在朦朧的狀態。

這一個半小時左右的非快速動眼期睡眠中間，呼吸和血壓都會逐漸地下降。然而，因爲呼吸次數太過減少，以及血壓降低的緣故，自然無法消除體內的廢物。當氧氣的獲得與營養的補給不佳時，反而更不能消除疲勞。不能恢復疲勞就罷了，要是這樣的狀態持續得更久一點，還會危及生命。

這時，身體雖然處於睡眠狀態，但腦部卻仍在運轉，達到準備好可以調節身體各機能的狀態。也就是進入快速動眼期，期間大約持續三十分鐘左右。

「REM」其實就是Rapid Eye Movement（眼球急速運動）的簡稱。如同字面上的意思，此時眼球會依左右方向小幅度地快速運動，但幾乎不會引起其他部位肌肉的緊張。

相較於夏天，我們在冬天時比較不容易醒來，這是因爲體溫降低了許多，要恢復到正常水準需要花上一段時間。所以冬天在山裡遇上山難時，一不小心睡著，體溫便會直線下降，造成死亡。因爲體溫下降得太快，才會一直處在快速動眼期，而無法恢復到正常情況。

根據睡眠的實驗，若是硬把快速動眼期中的人叫起來，大部分的人會說自己「剛剛正在做夢」；也就是說，即使身體正在休息，腦中所顯示的卻是活動的狀態。

事實上，處於其他的睡眠狀態時也會做夢，不過，據說因爲腦部正在休息當中，而無法記住。

從快速動眼期中醒過來時，因爲腦部處於清醒的狀態，一覺醒來之後會覺得很舒服。不論意識或身體，一旦面對外界的刺激，都能立刻反應過來。

相反的，若是從非快速動眼期中被強迫叫醒，不但不容易清醒，心情也會變得不愉快。而且，這種不愉快的感覺，在起床之後還會持續一陣子。

非快速動眼期和消除疲勞以及發育有關，荷爾蒙成長激素在非快速動眼期當中，分泌的量相當多。因此，如果讓小孩熬夜不睡，會對成長造成不好影響。我們說「一眠大一吋」，這句話其實就帶有這樣的意思。

所以，以起床來說，能在快速動眼期結束時醒來是最好不過了。就生理而言，在一個循環剛結束時醒過來，也才是合理的。

通常，我們的身體會在一整晚裡重複三、四次這樣的循環。睡眠時間也會隨著當時疲累的程度而定，以六小時到八小時左右最爲合適。

根據最近的學說，循環到第二週期時，快速動眼期的時間會增加一點，約三十到三十五分，到了第三個週期時，則約爲四十分左右。證實了每重複一個循環，會增加五分鐘左右。另外，也有報告提出了實驗的結果，顯示如果用人爲的方式使快速動眼期時間縮減，則隔天快速動眼期將會增長。

總之，睡眠就是結合非快速動眼期與快速動眼期爲一個完整的、約兩小時左右的週期，並且在一個晚上裡重複循環好幾回。整個週期循環四次時，所需的睡眠時間爲八小時，循環三次則爲六小時。

如果要在睡前設定鬧鐘，一樣可以由就寢時間來推算，並事先把鬧鐘設定在快速動眼期即將結束的那段時間，便可以保證醒來時有個愉快的心情。理所當然，相較於五小時、七小時的奇數時間，在六小時或八小時這種偶數的睡眠時間比較能夠舒舒服服地一覺醒來。

再者，如果可以在第一個週期時（約兩小時）就能睡得好，則疲勞也會大大減輕，醒來時頭也不會覺得昏沉沉的。

如先前所說的，人類的起床時間以早上五點前爲合適。因此，假設要在五點起床，那麼平常需要八個小時睡眠時間的人，一定要在晚上九點時就寢才行。但是，如果能獲得有效率的睡眠，一般人只要有六小時的睡眠時間就相當足夠了。從現在起想朝著「早晨型人類」邁進的人，最好先立下十一點就寢、五點起床的目標吧！

學習動物的睡眠

因體質而異，有些人睡得多，有些人睡得少。一天平均睡九小時以上的稱為長睡者，睡六小時以下的則屬短睡者。在統計上，這兩種人分別占總人口數的百分之五左右。

因提出相對論而聞名於世的愛因斯坦，有紀錄顯示他需要相當長的睡眠時間；其他還有發明大王愛迪生，他每天藉由四至六小時規律的睡眠，讓生活安定，有助他完成許多發明。

曾說過「我的字典裡沒有『不可能』這個字」的拿破崙，據說也是個睡眠時間很短的人，每天只睡三、四個小時。原來，拿破崙只要一有時間就會睡午覺，就連遠征時坐在馬上，還是會打個瞌睡。平均來說，他的睡眠時間大概有五、六個小時。對於從政者、應用化學學者、政治領袖等眞正有能力的人而言，傾向短時間睡眠的人居多。至於在科學或藝術領域上表現優異的人，則以需要長時間睡眠的人較爲常見。順帶一提，如果有機會觀察動物的睡眠時間長短或睡眠方式，一定也非常有趣。

會將睡眠時間集中在一起的，大概只有靈長類，而大部分的動物爲了在外敵來襲時可以隨時逃脫，總是處於一會兒睡一會兒醒的狀態。

舉例來說，魚類也分夜行性與晝行性。遍羅魚（一種淡紅色、綠色的熱帶小魚）和河豚有十小時左右的睡眠時間，即使大白天，也會靜靜躲在黑暗的岩縫間或洞穴裡。章魚或烏賊，也同樣需要較長的睡眠。諸如章魚等，就是在躲進人類所設置的壺形容器裡休息時，被捕撈上來的。有的魚在睡眠時會改變顏色。有的魚則爲了防禦，利用具黏液性質的分泌物，將身體包覆起來。總之，睡著的時候是最沒有防備的，生物都用各自的方法消除疲勞。

據說，鯨魚、海豚以及一部分的鯊魚，靜止下來休息的時間幾乎很少，通常都是一邊游泳一邊睡覺的。螞蟻一天有三小時的睡眠時間，蟑螂則幾乎不睡覺。鳥類的睡眠習性非常特別，僅靠著每次「幾秒鐘」極其短暫的睡眠時間累積起來，便能消除疲勞。由於睡得很淺，就算一邊停在樹上一邊睡覺，也不會掉下來。飼養在家裡的小狗或貓咪雖然也會睡上好一段時間，但野狗或山貓，就幾乎是不睡覺的了。在哺乳動物裡面，長頸鹿算是睡得比較久的，不過，即使如此，一天的睡眠時間也只有二十分鐘左右；牛或馬每次只會睡個一兩分鐘，一天下來睡眠的次數大約是五到八次；老虎或獅子之類的猛獸就睡得久一點，這是因爲牠們身爲強者，幾乎不會受到其他動物襲擊的緣故。

當然，隨時都可能遭受生命危險的動物們，自然會睡得比較淺。除了小孩之外，會站著睡覺的動物也不少。就算不是熟睡，這樣靜靜的休息或許也能達到睡眠的效果。然而，如果是在動物園裡出生長大的動物，即使在大白天裡也能睡得很熟。還有就是在植物界裡，並沒有我們所謂的睡眠。不管怎麼說，從其他動物的角度來看，人類的睡眠時間格外長，而且睡眠時間都集中在一起。這一點也是人類和其他動物比起來，頭腦更發達的原因吧！

另一方面，雖然有不少人抱怨自己失眠，但仔細追究起來，大多數的例子都是因爲日夜顚倒；也就是夜晚雖然睡不著，可是到了白天卻又是一副迷迷糊糊的樣子。總而言之，這樣的睡眠方式，就像那些生命一再遭逢危險的弱小動物們一樣，睡眠不足的情況並不是那麼嚴重。至少，這還不足以稱爲「失眠」。應該說是頭腦休息得不夠，才會一直處於迷迷糊糊的狀態。

對人類來說，能夠在晚上、並且集中在這段時間裡睡覺還是比較自然的，如果持續過著作息顚倒的生活，也難怪會引起自律神經失調的毛病。人類過度地使用頭腦，這點可是其他動物所比不上的。

不過，平常不要太過神經質，在晚上睡覺前做做運動，那麼精神上累積下來的疲勞，就能消除了。

長睡型和短睡型的性格分析

要說長睡型和短睡型哪一個比較好，是不能一概而論的，但是，根據此人呈現的性格判斷，可得知長睡型的人表現易有落差。

《睡眠科學》一書作者哈德曼曾針對睡眠時間的長短進行大規模的實驗。他在報上刊登廣告，招募平均睡眠時間九小時以上的人和只睡六小時以下的人時，有多達四百人前來應徵。當中有二十九人成爲實驗對象，住在哈德曼的實驗室八天以進行實驗。

短時間睡眠組，一晚平均睡五個半小時；長時間睡眠組，平均睡九小時，但是跟睡眠時間無關，全員都是給予正常的睡眠作息。這個實驗結果發現，相較於長睡型的人，短睡型的人入眠時間快、較易深層睡眠、晚上很少醒來、做夢次數很少。反言之，長睡型的人，淺睡眠、昏睡時間長。

哈德曼的判斷如下：

短睡型—精力充沛、有野心、在團體裡發揮才能的人居多。大都是勤勉、繁忙，而且充滿自信、適應社會、性格上勇敢果斷，對自己本身目前生活感到滿足。他們對這個實驗或是政治等其他面向，各方面都沒有什麼不滿。

長睡型—對事情悲觀、比較傾向於批判社會、政治。跟短睡型相比之下，在各方面都不滿足，也會對實驗室抱怨、表達不滿。另外，過於高估睡眠這個行爲的人，都具有輕度或中度的精神官能問題。

如此看來，短睡型與晨型人、長睡型和夜型人的特徵，似乎有種種重疊之處。早起型的人睡眠深層，跟睡眠淺的夜晚型的人比起來，確實是有睡眠時間較少的傾向。

因而，反過來看，將夜型人和晨型人生活轉換的話，是可能從消極、內向、悲觀的性格，改變爲積極、外向、正面思考的人。另外，早起型的人睡眠時間要六小時才夠，但是，如果出家修行的話，更進一步以四小時睡眠爲目標。

實際上，開始早起後，對任何事情也變積極的人很多。不少來我這裡治療的憂鬱症患者，就是屬於那種典型的人。憂鬱症的人，具有對任何事都不關心、無精打采、喪失目標的症狀。對於那樣的人，我一定先建議他早起。一定要抱持某種目標，若能早起的話，對於任何事也能變得積極，不久之後病情也能逐漸好轉。

對於睡眠時間的長短，不必太過神經質地計較。轉換爲晨型的生活型態，自然地睡眠會變得深層，時間也會變短；而且，一醒來就可以馬上開始活動，因爲頭腦清醒，一天的時間可以更長時間靈活運用。單單這點是不會錯的。

從世界各地來看，日本人的睡眠時間短，特別是日本女性是世界上睡眠時間最短的。歐美女性平常睡八小時，星期六、日等假日大約睡九小時。日本女性跟那數據比起來，約少一小時到一個半小時左右。但值得注意的是，日本女性在世界上卻是最長壽的。

煮飯做菜、照顧小孩、洗衣、打掃，因爲女性在早晨的工作內容很清楚、明確，所以生活作息自然而然規律正常。雖然最近的女性也開始變得愛熬夜、晚睡，但是依舊較男性生活規律。這就是女性較爲健康的理由。

腳是「第二個心臟」

一些高齡長壽的女性，她們年輕時做家事是非常耗費體力的，但身體因此得到適度的運動。現在的女性，反而因生活各方面的便利，導致運動量不足，而產生不健康和肥胖問題。

所以接下來，要討論關於運動和健康之間的關係。

走路是一個對身體很溫和而且與年齡無關、隨時隨地都可以做的運動。我們走路的時候，自然地手腳會擺動，藉由這個動作將血液送到心臟。這個作用有益於肌肉的幫浦作用（milking action），具有減輕心臟、血管負荷的功能。

人類的雙腳，匯集整個身體的三分之二的肌肉。腳以做爲幫浦作用的中心地位而存在，而且是確保心臟和血管健康不可或缺的。這也就是腳被稱爲是「第二個心臟」的原因。

聽說，走路的時候會消耗膽固醇和中性脂肪。膽固醇和中性脂肪都是脂肪性物質，是我們活動時的重要能量來源，但是，讓這些多餘的脂肪性物質在體內囤積的話，便是引發動脈硬化等成人病的關鍵。

雖然，爲了消耗多餘的脂肪而採取運動的方式是好的；但是，從事棒球等激烈的運動所消耗的並非脂肪而是醣類。脂肪要被消耗必須是在運動強度低，而且必須是持續長時間的情況之下，才能提高脂肪的消耗量。無論如何，要消耗多餘的膽固醇，要有健康的身體，散步是最適合的運動。

散步是極佳的健康法

走路不僅可以解決運動量不足的問題，還可以刺激腦細胞。另外，它也有益血液循環、更可以提供腦部充分的氧氣。

想睡覺時，稍微散步一下，頭腦就會清醒。這是因爲腳的肌肉被活性化之後，傳送清醒的訊號到達腦部的原因。我當考生的時候也曾有先散步之後再讀書，以增加集中力、計算能力或是快速把書背起來的經驗。

還有，據說古代希臘有名的哲學家蘇格拉底、柏拉圖、亞里斯多德等人，也都是一邊走路一邊和弟子們討論、整合思想、傳授學問。

走路這件事爲人類開啓一道極佳的健康法門。

比誰都早一步吸收新鮮空氣

壓力是由於緊張壓迫心理的不良影響所引起的，每天運動就是徹底消除壓力的功課，可以維繫著心理、生理方面的健康。

通常，成人如果可以達到相當於一天飲食中所攝取卡路里十分之一的運動量的話，壓力就可以得到解除。日本人平均攝取的卡路里約二千卡路里左右，所以理想的情形是要做某些運動來消耗二百卡左右的卡路里。

所以，例如游泳的話，每天持續游十至十五分鐘；跳繩的話，跳五分鐘休息三分鐘，反覆三次。

但是，最簡單的方法是散步。走路是意想不到卻可以消耗卡路里的運動，步行二十分鐘可以消耗大約二百卡路里的能量。以一般的上班族來說，到公司之前，或許就有相當於上述的步行量，但是以時段來說，早晨是讓自律神經運動達到活性化的最佳時段。早晨散步是可以讓體內吸進早晨的新鮮空氣，實際有效的輕鬆運動。

即使是對運動感到棘手的人來說，散步是既可輕鬆做到又可持久的運動。它也不需要像其他運動一樣，需要花錢買器材或使用設施。

住在都會的人們，往往會認爲沒有散步的地方，事實不然，即使是東京的市中心附近，也還保有許多的綠地。只是因爲大家平常太過匆忙而沒有留意，只要試著在早晨散步看看，就會發現了。

鳥兒們不斷邊吱吱喳喳叫著，在廣大的晨空中忙碌活動著。不會老是只看到找生垃圾的烏鴉，此時可以與更多各式各樣的鳥類相遇。

即使是行道樹，也絕不會總是一樣的行道樹，四季時時刻刻的變化、混凝土砌成的道路邊的電線桿旁，開著讓人心情舒暢的小蒲公英花。同樣的場地、景物，你卻可以看到以往匆忙的上班途中眼睛絕對不會留意到的景色。

散步途中相遇的人們，大家都帶著柔和的表情，即使是不認識的散步同好，卻總有一種親切的感覺。平常靜默擦身而過的近鄰，若在早晨時間相遇的話，便會自然地發出聲音來打招呼，這正可說是人類內心自然的樣子。

人類本來就是愛好和平的動物。

在早晨時散步、可以刺激身體的種種神經，有助於交感神經的活絡。那麼一來身體的活動變得活性化，一整天的工作變得流暢。爲了保持自律神經平衡的運動方面，稍微快速的步行方式雖然具有效果，但是過快也不好。散步的時間，能保持三十分鐘以上到一小時左右之間，是最好的。

路程方面儘可能選擇可以沐浴在大自然的場所較好。在大自然之中散步，可以比任何人都更早一步呼吸到樹木行光合作用所釋出的新鮮氧氣。

散步並不是激烈的運動，若不是那些對於自己體力有相當自信的人，不要貿然跑步比較好，因爲跑步對身體有負面影響，伴隨著危險性。在美國，也常發生跑步當中或跑完之後突然猝死的意外事件。特別是肥胖的人要多注意。

而且跑步伴隨著痛苦，很難長期持續下去。不同於快步走，散步終歸不是競走，而是步行。

因爲下雨或前一天疲累過度就偷懶不去散步的話，會變成動搖自己決心的原因。正因爲天氣不好、寒冷的季節更努力完成散步這件事，這在健康方面會建立起自信，孕育出不讓壓力靠近的強韌意志。

散步回來，自律神經就會獲得平衡，身心的暢快感也油然而生，這即是散步使心境變得寬裕、豐富的原因。

皮膚是腦的親戚

「熬夜、晚睡之後，大部分的人都無法持續早起。所以說，要早睡，才能早起。」京都大學名譽教授大島清這麼說。

住在京都的時候，大島教授會在黎明之時（隨季節而定、時間有所不同）出去慢跑，約跑一小時之後，回來用冷、熱水交替沖澡，這是他每天例行的事情。沖澡的刺激成了腦部的活化劑。據說用刷子摩擦皮膚也有相同效果。

不過，這是大島教授長年持續不斷的個人習慣，一般人不是馬上可以仿效得來。

大島教授說，皮膚像是薄膜的腦。皮膚在眼、耳、鼻、口、肛門等部位有開放的孔穴。這些孔穴，是以嘴巴到肛門之間的消化管、連結鼻子和眼睛的鼻管、耳朵和嘴巴之間的耳管、連接氣管和食道的咽喉頭等器官爲媒介，彼此相互連結。因此，一個器官有異常的話、其中的影響會波及其他器官。

皮膚也好、黏膜也好，最初都是由細胞壁衍生發育出來的。細胞壁就是發育初期的受精卵外側的細胞層、腦也是如此形成的。胎兒在母體內的發育階段、腦是細胞壁，邊往體內縮回，一邊發育而成。也就是說，皮膚跟腦部是近親。因此，刺激皮膚的話、腦部也可以得到活性化的原因所在。

以皮膚的觸覺爲首，包括視覺、聽覺、嗅覺、味覺五種感覺來說，反應愈快、愈靈敏的人，情感愈發達。腦部情感機能不發達的人，便會成爲缺乏感性的人。

因此，爲了加強腦部運作，自我思考、自我發現是很重要的。試著透過自己的眼睛去看、自己的耳朵去聽、自己的舌頭去舔嚐、自己的鼻子去聞、自己的皮膚去觸摸、體認事物。

「藉由五種感覺並用，來與大自然對話是很重要的。」

大島教授說，人類的五感當中，皮膚的觸感是最早發育成熟的。皮膚是最容易接收來自外部訊息的部位。皮膚有無數稱之爲接收器的情報接收網、只要皮膚的接收器受到刺激、刺激立刻會往腦部傳達。正因爲如此，溝通時，肌膚與肌膚的觸碰、親子之間的肌膚之親（母子感情）是很重要的。

擔任「感覺接受器」角色的皮膚，要將各式各樣的感覺傳遞到身體各個部位。

例如，熱的時候流汗、冷的時候肌肉收縮、起雞皮疙瘩，遇到溫度調節時，皮膚就會變身爲體溫調節器。另外，當身體內部有異樣時，馬上呈現在皮膚，發出危險訊號。

跑步的最終目的，是爲了讓皮膚出汗，有益於新陳代謝；利用刷子、毛巾摩擦皮膚也是同樣的道理。

剛開始偷懶一下沒關係

聽說，大島教授到目前為止仍堅持每天早上步行八公里左右的路程，若是下雨就穿雨衣出門，必定走完自己決定的路程。

散步途中，大島教授會坐在固定的公園長椅上，由此觀察季節的變遷。例如，一週前還是含苞待放的花開了；若是樹籽掉落下來，就撿到手上觀看。藉此，感受和宇宙一體、世界絕非以人類爲中心運轉的眞實感。那是一種心境的滋潤、悠閒油然而生，也孕育出對萬事萬物抱持肯定的態度。

但是，想在早晨散步，一年當中也只有四月到十月這段時間最舒服，一到冬天，又冷又暗的，就會變得相當痛苦。不管是誰，偶爾也會出現想偷懶的念頭吧？雨天、颳大風，更別提下大雪或是颱風天，無論如何都會心生退卻。

有厭煩感出現的一天，也是當然的。畢竟那是人類率直的感覺。只是，即使是那樣，仍決意去做，把走完路程變成實際的成果，自然會湧現即使是惡劣的條件中，也能堅持意志的自信。那樣的自信，必定會對往後的人生有所助益。

自己一旦決定的事，除了生病等等身體狀況不好另當別論之外，因爲天候、氣溫等等外在因素而偷懶的話，無論如何，殘存的罪惡感一整天也揮之不去，對於心理健康是不佳的。所以說，凡事不要鑽牛角尖。

剛開始偶爾偷懶一天也沒關係。因爲如果能在只持續很短暫的時間裡體會出散步的益處的話，那就會連「今天有點煩」的念頭都不會出現了。

所以應該要像大島教授那樣，不管在任何情形之下，就跟洗臉、刷牙一樣，把它當作極普通、每天例行的事物之一持續下去。沒有因爲天氣冷就不刷牙的人吧？

偷懶之後，在稍有感到罪惡感的同時，把它當作反省的題材，成爲下次的原動力就好。

但是，女性方面，因爲走在太暗的路上很危險，所以冬天時，把散步的時間錯開比較好。可是，並非連起床時間都要錯開。不管任何季節，必須在固定的時間起床。戶外還很暗的話，到天色亮之前，可以做一些有興趣、自己喜歡的事來打發時間。

享受設定散步行程的樂趣

早晨散步，可以活化身體細胞，為心情注入一股清流。首先，設定二、三公里的路程，時間以三十分鐘為標準，每天步行相同的路程比較好。

步行速度因人而異，不論快或慢，都要能迎合自己的速度。在最初還無法享受散步樂趣的階段，如果想快步走，幾近於跑步時，就會有疲累伴隨的反效果。若能找出適合自己的步行方式，再勞神費心的事也做得到，自然眼光就能看見周遭的景色。

早晨的散步，不要走繞圈的路程，比較理想的是往返的路程。

例如，自家到寺廟、神社，或是河川、池塘、公園、教會……等等，總之訂定以往返兩、三公里的地方當作目標點走到目的地，再折返。

步行對人類來說，是最基本的動作之一。進行是否順暢，是當時身體狀況的指標。每天都走相同的路程，那麼一來，就容易把握自己當天的身體狀況。

假如，平常明明可以很輕鬆走的，卻只有那天很沒勁、上氣不接下氣的、花費超過平常所需的時間的話，就可以很明顯得知身體狀況的變化。

往返的路程，能輕易體會到去程時稍微辛苦，而回程時變得可以輕鬆步行……等等變化的話，就可以按照來回一趟的散步路程明確地劃分爲兩半，讓前半程和後半程，各自擔負分別的任務。

計畫一天的日程表

我會在散步的前半段，邊走路邊確認當天的日程表。確認上午、下午、晚上必須做的事及其目的。接著在後半段，決定日程當中自己應該執行的方向。

例如，在前半段步行中，我會想：「今天，○○時間、由於○○事情、和○○先生／小姐有約。因爲是正式訪問，所以穿黑色西裝吧。不要忘記攜帶資料前往」等等，進行確認工作。但若只是在心中確認的話，容易忘記、模糊不清，所以必須把記事本帶著走。

我把這個記事本取名爲「執行備忘錄」。

把備忘的頁面劃分爲早、午、晚，把當天必須做的事、必須見的人、見面時必須說的話，所有事情林林總總記錄起來。這不是要給別人看的東西，所以只要是自己能夠確認的紀錄方式就夠了。

然後，在後半段中，邊看執行備忘錄，邊針對「和○○先生／小姐碰面時，必須只談要事」的情況及內容做決定。總之早晨散步，也是計畫一天的行程和決定當天重要事情的時間。這是和普通的散步所不同之處。

執行備忘錄要隨身攜帶，每完成一件事後要塗銷。那麼一來，到了晚上，就可確認自己當天的行事是否全部完成。當天有殘留未完成的事，在針對該事反省的同時，也必須思考彌補的時間，別忘記列入擬定的計畫，並寫在執行備忘錄上。

下雨天或下雪天的散步，要記錄執行備忘錄很不方便吧？但是，因爲目的在於確認行程，所以在別的紙上做看得懂的紀錄即可，回家之後再書寫在執行備忘錄上。如果只是散步，回家才做紀錄，必定會發生遺漏。和電腦不同，人腦是健忘的。

散步效果倍增的呼吸法

早晨散步回來，十分神清氣爽，會有想活動四肢的心情。伸展背部、甩甩手腕、稍微動動身體，全身就會變得輕鬆舒暢。

早晨散步之後，做做早操，效果會更加倍吧！

雖是早操，也不要想得太誇張。以我爲例，雖然早操有一部分是採用瑜伽的動作，但沒必要做一些特別困難的姿勢。學學廣播體操就足夠了。

另外，要讓自律神經更活性化，呼吸方式也十分重要。

初步階段，邊吸氣、邊緊縮肌肉，邊吐氣、邊放鬆肌肉，基本、紮實，實際做到活動身體的方法就夠了。

學習瑜伽動作

人類的身體擁有伸展、蜷曲、擴張、旋轉、靜止五個活動要素。這些動作會對腦部形成有相當程度的正面刺激，讓腦部活動活性化。

現在簡單說明這些動作，一次一個。

首先，兩手往上舉起，只要把背脊完全伸展，即可全身舒暢。

做蜷曲動作時，可刺激到以大腸、小腸爲中心的各個內臟。腸的蠕動活性化之後，可以促進排泄。現代深受慢性便祕所苦的人很多，每天暢快的排便是確保健康的必要條件。

兩手完全張開、擴胸運動有讓頭腦清醒，鎮定心情的作用。情緒的轉換對治療頭痛也有效。最近有頭痛困擾的人也不少，這與極度緊張、壓力有關。

身體向後旋轉，有刺激間腦的功用，因而能活化記憶力。最近，有很多脊椎側彎的人，而且很多個案是自己都沒發現。因爲脊髓和腦部緊密連結，就機能面來說，無法區分腦或脊髓所負責的功能。因此，脊髓變形直接會對腦部的功能有影響。另外，爲此而感到腰痛的人也不少。

旋轉運動除了矯正脊椎之外，這對現代人容易得痔瘡也有預防效果。

人類本來是四隻腳走路，慢慢進化成兩隻腳走路。因爲必須支撐很重的頭直立步行，肩膀會痠痛僵硬是理所當然的。因此對人類而言，最沒負擔的姿勢，就是躺著的姿勢。

瑜伽中有稱之爲「任意」的動作，非常簡單，其要領如下。

1. 閉目，仰頭躺下，手從身體兩側張開約二十至三十公分，手背向上，兩腳打開三十到四十五度。

2.吸氣的同時、把雙手、雙腳由地上往上舉起約二十公分，憋氣，順著腳尖、膝蓋、大腿、腰部、胸部、全身收縮。

3.吐氣的同時、一口氣把全身的力量都放掉，讓全身完全鬆弛。眼睛輕輕閉起來，嘴巴半開、自然呼吸三到五分鐘後靜止。

全身神經和肌肉、完全鬆弛，有利於自律神經的平衡。據說這個動作熟練的話，十分鐘可抵兩、三小時，三十分鐘可抵一晚的睡眠。

總之，早操，能掌握以上五個重點的話，就能獲得人體所需的刺激以及充分的活性化。

不勉強是首要關鍵

做早操時，最好卸下皮帶、胸罩等會束縛身體的東西，手表、裝飾品……也要拿掉。襪子也脫掉，儘量穿著輕便的服裝。

雖然做早操的場地只要一、兩個榻榻米大小的空間就夠了，但稍微寬敞、空氣清新的場地比較可以放鬆，而陽光不會直接照射的地方更好。

在早起散步的場地直接做早操也可，但若無法去散步，則至少要等起床三十分鐘後再開始做早操。因爲剛起床，筋骨還很僵硬，神經也還沒甦醒。另外，做早操時儘量空腹比較適當。避免在飲食後兩小時內和女性的月經剛來潮時，或是有劇烈的生理痛時進行。在入浴前、入浴後三十分鐘也應避免比較好。

特別是在做完體操後，心跳還沒恢復平穩時去泡澡的話，會讓心跳更劇烈，增加心臟負荷。還有剛沐浴完的時候，血液循環變佳，身體的柔軟度也變好，在那種狀況下做體操，無意中會勉強過度，反而容易筋肉疼痛。

無須多解釋的事，像是生病期間，必須遵照醫生指示。

失敗幾次也沒關係

我最早開始實施早晨散步、早操等早起健康法是在七歲時，被雙親帶著去參加早晨會開始的。

當時，在還不明瞭早起意義的時候，我幾乎像是生活習慣一般被父親帶領著，出門散步到明治神宮。

但是，我本身眞正對早起效用的實際體會是到了三十歲之後。

本來我討厭讀書，心中盡是追求脫離現實的夢想，無論如何也沒辦法集中精神做一件事。念中學以後，各式各類的興趣湧現，交友廣闊，不知不覺變成夜貓族，好不容易養成的早起習慣也荒廢了。

後來成績愈來愈退步，就算進得了高中，這樣下去也進不了大學。理當繼承曾是醫生的父親的衣缽，把進醫大當成是義務這件事也成了壓力（父親的希望是東大醫學院）。半途變得自暴自棄的我，終於連學校也不去了，結果除了重考別無選擇。這就是我人生最初的挫折。

不過我自我反省之後，如父親所建議的，我又開始早起，清晨四點起床坐在桌前讀書。這樣持續半年的結果，雖沒考上東大，總算是考取醫大。

但是考取醫學院之後，鬆了一口氣的我，又再度急速地朝挫折驅進。把學業扔在一旁，沉迷於賭博、摩托車賽、汽艇賽、麻將等等，這些賺來的大筆金錢，比起當時的學生們來自於父母親的資助更多。

由於幾乎每晚打麻將，生活的規律被打亂，完全變成夜貓子的作息，連大學的課程也都沒有出席。即使被留級，反正到當醫生之前，也都還有補救之途，而且對當時的我而言，比起當醫生這條路，金錢方面是更具魅力的。

我人生的第二次的挫折是發生在大學退學之前。當時，初與瑜伽結緣的我受到啓發，一邊是學生身分，一邊在父親所擁有的東京惠比壽站前的大廈開設瑜伽教室。

當時，瑜伽教室還很少見，光只是掛出招牌而已，人潮就聚集過來。連週刊雜誌也有刊載，教室迅速擴增，與二十一歲年紀不相符的大筆金錢在手。趁著知名度殘留未散的餘威，連在川崎都開了教室。

然而，這麼大筆的金錢再度把我搞砸了。好不容易抓住藉由瑜伽重新振作的契機，又陷入夜生活當中。大筆金錢在手，也沒有思考用途的閒暇。結果又是拿去賭博。

另外，投資朋友創業的爵士餐廳，半年後加倍回收。也做過任意借貸金錢給同學的事。這麼下去，大學生活已經變調，終究還是提出了退學。

之後，隨心所欲、放蕩的生活持續有五、六年之久。我一方面深陷於其中而無法自拔，同時也缺乏對人生的確切目標。即使夢想再大，純粹只是自我滿足而已，缺乏相對的實踐精神。

沒有永遠都是好運不斷的。在我二十八歲的時候，終於有一天，我在和一位職業賭徒的交手當中吃了大虧，那是當時我拿出所有財產也還不了的龐大金額，雖然很沒出息，但除了仰賴父親幫忙之外，別無他法。

這次我很眞誠地跟父親道歉認錯，開始幫忙父親所主導的早起身心健康療法的事業。同時，挑戰清晨三點起床艱辛的例行作息，另外，那年我結了婚，毅然決然要和放蕩的生活斷絕。

堅持百日誰都可以落實

父親說，靠自己的意志早起，要落實這種作息，無論是誰至少都要花上一百天。我以百日為目標，堅持每天清晨三點起床。

不管雨天或是颱風天，持續著每天清晨三點起床，來回兩小時散步到明治神宮。然後，我才發現那已經在不知不覺中成了鍛鍊自我的修業方式。

我在破百日之後，更是定下以千日爲目標。接著，在這一千個日子中，從做到跟沒做到來看，總算感受到其中自己身心的改變。

百日（三個月）、千日（三年）這樣的期間，如父親所說的，確實是可以當做改變人類的一個階段目標。在生物學方面，人類似乎需要花上百日左右才能完成一個新陳代謝的循環。可以做到那種程度的話，身體和早起作息就能夠達到調和。我從那時候起，一直到現在，那個習慣都保持著。

起床之後馬上做一些緩和性的早操，每天持續的話，對鍛鍊體力是具有相當效果的。小時候，我是肥胖兒童，一直到三十歲中旬爲止，都是屬於肥胖體質的。堅持早起、早晨散步、早操的同時，在沒有任何勉強之下，成爲現在的苗條身材。

若能比現在更進一步，持續五年、十年的話，應該可以藉此提升心靈境界的層次吧？這很值得期待。

事實上，早晨給予我重新振作的契機。

早起作息養成後的明確變化：

1. 變得重視親人、孝順。
2. 變得意志堅強、明確落實早起的作息。
3. 對事物的看法變得客觀。

4.健康地瘦下來。

列舉以上四點。

對我而言，早起成了自我的人生目標。其結果就是，催生了現在的「早起身心醫學研究所」。設立這個研究所的動機，是因爲我想讓更多人了解那種來自我身心的滿足感，以及維繫著我日復一日積極工作的自信來源。

4

為什麼會不知不覺成為「晨型人」

§早起一點靈§

民間諺語：

◎早起早睡，精神百倍。

◎要想身體好，每天起個早。

◎貪吃貪睡，添病減歲。

◎早睡早起，眼耳鼻舌歡喜。

◎早起三分益。

◎早起三日頂一工，貪睡那有好光景。

◎早起活活腰，一天精神好。

厄年後晝夜顛倒的帳單將會出現

現在的夜型人要開始過早起生活時，首先會遇到的挫折就是晚上早早上床，卻怎麼樣也睡不著。

人類原本身體的狀態，就是天黑了睡覺休息，天亮了起來活動。基本上，只要白天的運動足夠，大致上誰都可以睡得著。

擁有一級建築士資格的環境規劃師、進入大型建設公司工作的須田達熊先生，從開始工作就經常遲到，常常被上司斥責。雖然有時候運氣不錯，但是白天頭腦昏昏沉沉，與顧客接洽，偶爾會有牛頭不對馬嘴，因此被烙上「糟糕員工」的印記。

他會成為糊塗蟲的遠因肇因於學生時代的生活。從岩手縣的山間地區到東京求學的須田，一個人住在東京的公寓裡，生活充滿活力與刺激。

那時正當是泡沫經濟的巔峰，學生們也染上了浮誇的氣氛。經常是喜歡的酒吧去了一家又一家，跟朋友喝酒、熬夜、喧鬧。肚子餓時，就去二十四小時營業的便利商店買便當。與老家鄉下地方不一樣，都市的夜生活很方便。從此，他便過著日夜顛倒的生活。

後來踏入社會，他想要恢復正常生活，雖然很焦急，但是身體就是無法配合。不久他就失去精神。這樣的生活持續百日之後，須田的情況已經糟到了考慮退職的地步。

在我們一生當中，原本生活的節奏就很容易脫序，二十歲左右的年紀，特別是大學生，因為時間非常自由，所以生活規律最容易失常。

可是大學畢業成為社會人，馬上就被要求要過著規律的生活。因為這兩者的落差相當大，所以過著不規律生活的人，得到憂鬱症的比例就提高了，就是所謂的「五月病」（譯註一）。

倚仗著年輕而喜歡過夜生活的人，到了四十歲左右，必定會猛然地回到原來的狀態。日本有所謂男人四十二歲是「厄年」（譯註二）的說法，也不是沒有根據的吧！年輕時候勉強自己晝夜顛倒的帳單將要出現，即使是對體力有自信的人也一樣，回到原點以後就有很大的危險。須田先生的情況因爲「症狀」及早出現，可以說是不幸中的大幸！

譯註一：日本從四月開始是畢業、就職的季節。

譯註二：日本特別指男生二十五歲、四十二歲，女生十九歲、三十三歲是厄年。其中，男生四十二歲，女生三十三歲是大厄，前一年稱前厄（男四十一歲、女三十二歲），後一年稱後厄（男四十三歲、女三十四歲）。

整整兩天沒睡，不想睡也會睡著

須田現在二十七歲，已搖身一變成為公司裡年輕的希望，當然，還是同一家公司。讓他改變的契機是同鄉前輩給他的建議。

「工作結束以後，馬上到公司附近吃晚餐，然後走路回家。回家以後什麼也不要吃了，輕鬆地泡泡澡，十點以前就上床。如果可以確實實行的話，一定可以變得早起。」

當時，須田住在吉祥寺附近的公寓裡，距離千駄谷的公司大約有十幾公里，是徒步須花費三小時的距離。雖然他覺得這有點累人，但是那才是是否要成爲人生落伍者的關鍵時刻。不這麼做是不行的。

當他回家洗澡讓自己清靜後，立即產生效果，睡意馬上襲來，然後就直接上床睡覺。因爲就寢前什麼也沒吃，內臟也得到休息。睡得深沉，到了隔天早上，眼睛就會自動睜開，醒來以後也覺得很清爽。

因爲人本來的生活形態就是早睡早起的，所以一旦要找回它，之後就會成爲自然而然的習慣。途中若有變回夜生活，也是因爲受不了誘惑，那反而是不自然的。

須田先生的情況也是，三小時徒步回家的機會，讓他從夜生活中完全跳脫出來。早睡早起成爲習慣以後，頭腦也清醒、工作也做得好，從想要辭職，到工作成績開始有了不可思議的提升。

低血壓也可以早起

經常失眠的人，沒必要勉強睡覺。如果想得太多，情緒就會高漲而無法入睡。只要認清這是理所當然即可，絕對不要過於緊張想要一直挑戰下去。

如同前面所說的，試圖以強硬手段改變生活的人，早點睡覺總比在早上該起來的時間，勉強自己一定要開始早起來得好。

爲了要提早起床的時間，也有人花了很大的工夫。

在旅行社工作的木戸賢次（二十七歲）原本就有低血壓，早晨是他的剋星。即使人在公司也沒什麼動力，直到中午十一點左右他對帳務處理都沒把握。

相反的，到了晚上卻格外有精神，加班也是輕而易舉完成。每天晚上都與同事很有精神地去居酒屋、或是高高興興地去卡拉ＯＫ。

但是，剛升爲組長，早上沒精神就行不通了。當自己成爲領導者，就有必要在早上和屬下一起商討工作。

他把有定時功能的電毯和暖氣空調設定在自己的起床時間，因爲房間變熱了，起床以後馬上去洗個熱水澡。

他的情況不只是適用於冬季而已，設定電毯，當毯子變熱了之後，自然會睡不著，這似乎是一種再怎麼討厭也不得不起床的方法。

就像之前所說的，非快速動眼期的時候，人的體溫會變低，然後大約有一小時半的快速動眼期，體溫就會回復原來的狀態。如果以人爲的方式來幫助體溫變化，當然會容易起床。夏天比冬天更容易起床的原因是體溫較少降低的緣故。

雖然與木戶先生的想法有點出入，卻是合乎常理。另外淋浴、或是泡澡雖然都有刺激頭腦的效果，但是沒有必要使用極端的高溫度。剛開始的時候，有一點點極端也不壞，但基本上以常溫來淋浴就足夠了。

但是要特別注意的是，人原本就具有自然平衡的能力，下降的體溫會自然回升。如果過度依賴電毯等東西的話，會使自然平衡的能力變得遲鈍，下次，如果沒有電毯，就產生不了作用了。

雖然創造開始的契機，或者只做爲極度寒冷時期的方法也可以，但是人類原本的體內時鐘，會漸漸適應長期的、一年四季的變化。所以像木戶先生這樣的年輕人，倒不如鍛鍊早起來得重要。總之，把晚上十一點就寢早上五點起床養成習慣以後，就不需要再依賴電毯了。

另外，木戶認爲自己是因爲低血壓的緣故，所以早上起不來，而早上很累的主要原因是因爲過去夜生活的習慣破壞了自律神經的平衡。養成早起的習慣之後，可依照日夜節奏過生活，當然就不會再有低血壓的困擾了。

太陽光下自然醒來

電子機器租賃公司的業務員愛知俊郎（三十六歲），每天早上四點起床，花兩個半小時，沉著演練當天對舊客户以及開發新客户的計畫與戰略。

四、五年內，愛知俊郎的業績已常常是公司裡的第一名。夏天，愛知先生每天都在窗戶透進來的陽光下自然醒來，他在睡前總把窗簾拉開；冬天睡前，他會設定四百瓦的日光燈在早上四點自動開燈。只是花這樣的工夫，他就從夜型變成晨型。

原本，在太陽光照下醒來是做爲日行性動物的人類本來就有的屬性。人的身體週期是會受到明亮的光線影響。掌管體內時鐘的視床下部與視交叉上核，就位在眼球的正後方，視網膜可以容易直接感受到光線。

最近，光線療法被用來作為憂鬱症或心身症的治療法而引起注意。由此可知，光對於心靈有很大的影響。

接受朝陽的力量

二瓶文隆一邊開設稅務士事務所，一邊擔任東京都中央區的區議會議員，他致力於「與自然共生」這個主題。

「人這種生物，遵從宇宙的原則而生，自然而然受到大自然的賜予，我想，如果不接受大自然，就會受到自然的反擊吧！」

而且，早起也被定位在與自然共生的位置。

二瓶先生是在學生時代參加「共育營」時發現了這一點。共育營是以護士學校的學生爲對象，所舉辦的四天三夜集體研修計畫，透過大自然學習各種事物，參加者以「共同成長」爲主旨，每年在群馬縣的嬬戀村裡展開。他是以輔導員的立場去參加的。

因爲是野外露營，所以幾乎不使用電器，不論天候如何，原則上計畫是不變更的，所以其結果就是不得不早睡早起。因爲也有簡單的爬山活動，所以太陽升起之前，大約五點左右就必須起床了。不愧是與自然共生的活動。

參加這個露營，讓他印象最深刻的是朝陽的力量。

「早起去看朝陽，會有太陽照耀生命的實際感受喔！」

一樣是太陽，夕照有夕照的美，夕陽讓人有「今天終於結束了」的平和感覺。與朝陽的光輝是完全不同的。

「沐浴在朝陽下，可說是被賜予生命力，好像有了那種『好了！出發吧』的力量。」

二瓶先生曾經過著在凌晨一點左右睡覺，早上七點半到八點左右起床，九點到事務所的生活。因爲他也參加青年會議所的活動，所以有很多晚上的集會和飲酒聚餐，如果晚上十二點以前到家，太太就會挖苦地說：「今天回來得很早嘛！」而他早起的時候，則經常與朋友去打高爾夫球。

不過因爲他提出「與自然共生」的主張，所以改過早起生活。他原本從學生時代就有底子，因爲要參加早上六點開始的晨間研討會，所以也沒什麼太大困難，藉助鬧鐘養成在五點半之前起床的習慣，好像沒有花很多時間。

「一開始對早起的日常生活特別有感覺，是發現自己有了可以長時間利用的一整天。雖然提早兩小時起床和提早兩小時睡覺是一樣的時間，實際上的長度是不同的。即是同樣長度的時間，其他時間並不像早晨那麼能清楚集中、有效利用。我深深地認爲應該是因爲人受到來自太陽的力量吧！」

二瓶先生也有就讀小學的孩子，他的生活就像其他的孩子一樣，若是星期日要出去玩，就可以馬上從床上跳起來；平常則是怎麼叫也起不來，七點左右起床還睡眼惺忪地到學校。因此，二瓶先生的第一個實際做法就是讓家族全員都一起早起。而且不光是早起而已，他還決定去散步。

「我想，對從現在開始正要成長的孩子來說，朝陽是不可或缺的！」

「早起」與「晨起」有什麼不一樣？

山之內真（十九歲）落榜一年之後，終於考上東京的著名大學，春天時開始意氣風發進入大學就讀，每天忙著功課和打工……

早起有兩個意思。

我想我們應該都會將這兩個字解釋為「早上早一點起床」的意思。

嚴格來說，我是想要區分「早起」和「晨起」的差異。

現在的日本人平均起床時間是在早上六點三十七分，如果比這個時間還早起床的話，就可以稱為「晨起」了。另一方面，雖然平均睡眠時間是七個半小時，因為有效率的睡眠時間大約六小時就足夠了，所以在六小時以內從睡著到醒來的人，就可以稱爲是「早起」。

例如，晚上十二點就寢、早上六點起床的人就是「早起」；三點睡覺、九點起床的人也算是「早起」。相對的，不管前一晚幾點睡，只要在早上五點半以前起床的就算是「晨起」了。當然，這是指能夠持之以恆的情況。

最差的睡眠是某天兩點睡覺、隔天八點起床；次日三點睡覺、十二點起床的情況，也就是睡覺的時間和起床的時間都亂七八糟。而且，如果每天睡眠時間都不一樣，自律神經就會受不了。

理想的狀態最好是「早起」的「晨起」，如果不能馬上做到，至少先開始實踐「早起」。

起床時間以三十分為單位慢慢改變

理想的起床時間是早上五點。如果睡得好，睡眠時間只要六小時就夠了，所以倒回去算，就寢時間約是晚上十一點左右。

對人體來說，十一點睡覺、五點起床的生活，本來就是最容易做到的情況。因此，可以把這個當作最後的目標。

當然，如果可以早一點睡的話，四點起床，甚至三點起床都沒關係。不過，這不適用於今天四點起床、明天六點起床的情況。總之，最重要的就是要在一定的時間起床。

我想，一般上班族在非假日都會在同樣的時間起床，所以首先開始把起床的時間提早三十分鐘。

如果一直是把鬧鐘設定在七點半的人，就改成設定在七點；持續一、兩週都在七點起床的話，下次就可以更提早三十分鐘，也就是在六點半起床；接下去就改在六點起床……

另一方面，到目前爲止都在十二點睡覺的人，因爲起床時間慢慢提早三十分鐘，所以睡眠時間會從七個半小時到七個小時、六個半小時……逐漸減少；也就是，要慢慢地習慣「早起」。

剛開始，白天會出現因爲想睡覺而造成工作能力降低的弊害，如果有這樣的情況，就算不想睡也要早點上床。如此一來，如果可以把起床的時間逐漸提早三十分鐘，一百天，約三個月左右，就可以習慣11－5這個最終的目標。

無論什麼事，爲了持之以恆，不要過於勉強是很重要的，本書便是以「不勉強就可以早起的方法」爲主題。

剛開始，如果說總是比平常提早三十分鐘起床，早晨散步以後，沒有其他事好做，因爲這樣便去睡回籠覺，不管花多久時間都不會成爲晨型人。

例如，吃早餐可比以前更加細嚼慢嚥，也可搭前一班電車去上班，這些都是可以在這三十分鐘內做的事。而且不只如此，也許會發現生活中和以前不一樣的地方。

然後，重要的是這個基礎不要在公司的休假日或是週六、日等例假日破壞掉。即使是「黃金星期五」的晚上，也要留意在固定的時間上床睡覺。

活用三個鬧鐘

很多人在早上醒來時，常常會無法離開被窩，帶著起床氣、動作慢吞吞。因此就在睡前再三暗示自己之後，才上床睡覺……

東京都中央區的區長矢田美英女士，就是以早起爲生活的第一信條的人，她以前曾擔任共同通信社的記者。因爲二十年期間的記者時代生活極不規則，總括來說是屬於夜型的人。因爲她在中午以前頭腦都比較渾沌，所以常常到公司以後，頭腦還是不清醒，走路也經常撞來撞去。

轉當區長之後，因爲必須在早上九點以前到區公所上班，所以一定要將生活改變爲晨型。因此，矢田女士所用的方法是睡前設定了三個鬧鐘，其中聲音最大的一個鬧鐘下面，寫著當天預定要做的工作。

然後，睡前再三暗示自己，才上床睡覺。所以，她已經給了自己起床的時候要做什麼的暗示，當她醒來的時候，就不會賴床了。因爲醒來的時候，就是馬上可以立即行動的狀況。她一直保持這個習慣，以後也不打算改變。

如果一次三個鬧鐘一起響，不管是誰都會嚇一跳地跳起來吧！不過也有人是設定三個時鐘響的時間，間隔五分鐘，但是爲了讓腦袋清醒過來，全部一起響，然後讓你一鼓作氣從床上跳起來是比較好的。

三個的用意在於有人會從棉被裡伸手把鬧鐘關掉，然後繼續睡。關掉一個鬧鐘，另外還有一個鬧鐘響，就讓人很難再繼續睡。而且，稍微離手從棉被伸出可及的距離遠一點，不想被吵的話，就不得不從棉被中爬起來。三個鬧鐘一個個按掉之後，不管什麼樣的晚睡晚起者，也不得不起床吧！

也有關掉鬧鐘以後，就算睡不著，還賴在床上的人，所以如果在時鐘下面放著寫有不得不起床的理由的便條紙，產生「啊！不能再拖拖拉拉賴床了！」讓自己產生這樣的感覺之後，不管是什麼樣的睡意都會被打消。

矢田女士為了讓頭腦清醒，早上洗澡，然後踏竹片三千到五千步。

因為踏竹片可以刺激腳底的各種穴道，所以很多人熱中將踏竹片作為簡單的健康法，矢田女士因為自己有經驗，踏五分鐘左右是沒有什麼效果的，但踏十五分鐘以上，又會對心臟就會造成負荷。

幫助成為晨型人的穴道

在此介紹一些對早起有幫助的穴道按摩。早上起來，壓著「足三里」、雙手虎口處的「合谷」穴，可以刺激頭腦、趕走睡意。

因爲「足三里」是直接連結心臟的穴道，所以在早上刺激那個穴道，因爲可以把新鮮的血液送到腦部，因此全身都會精神充沛。「合谷」也是對感冒很有效的穴道，刺激「合谷穴」的話，鼻子也會保持暢通。

對女性來說，足部的「三陰交」穴道也很好，對於保持在生理期時的體內平衡很有效果，要讓身體醒來的話，女性很適合從按壓這個穴道開始。

另一方面，睡前的有效穴道按摩是背上的「腎俞」。刺激這個穴道的話，內臟全都會覺得舒爽。內臟如果安定，心臟也會安定，就會產生適合睡眠的條件。

如果因爲體質冷而睡不好的人，還是刺激背上的「志室」比較有效。這個穴道有使腰部以下的血液循環安定的作用。

從脖子到肩膀容易疲勞的人，特別是經常使用眼睛工作的人，在睡覺前，刺激「風池」穴，會使疲勞消除、幫助睡眠。

以上與睡眠有關的穴道列舉如下頁圖示，請隨時參考。

幫助成為晨型人的穴道

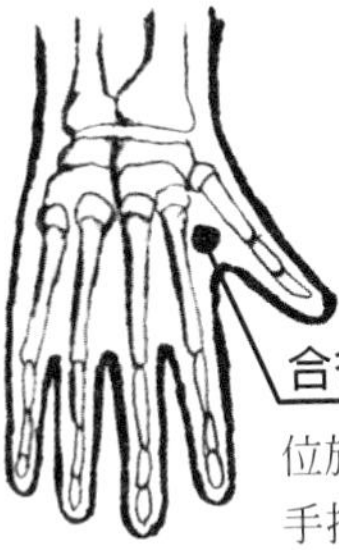

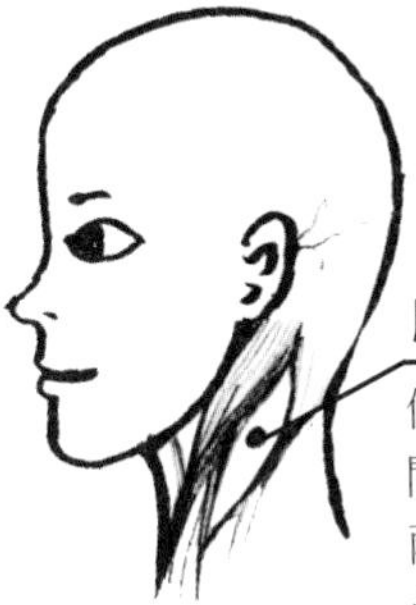

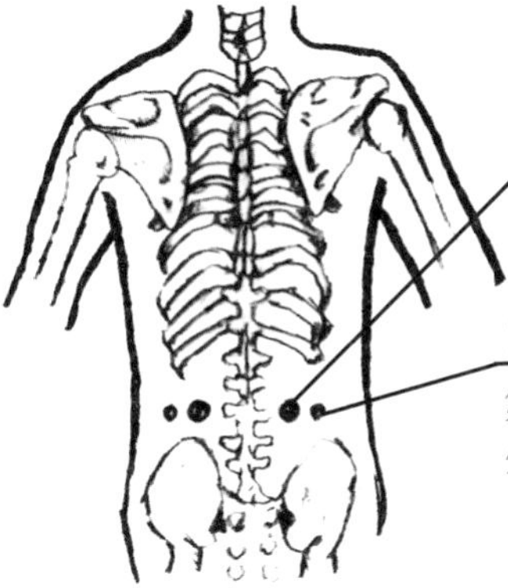

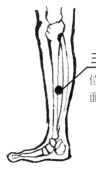

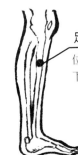

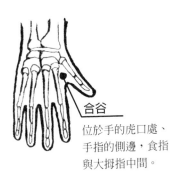

合谷
位於手的虎口處、
手指的側邊，食指
與大拇指中間。

風池
位於脖子後面的中
間凹處，離外側約
兩寸的距離，後頭
骨的下方。

腎俞
第二腰椎的棘突起部位，
離外側約一寸五分。
志室
第二腰椎的棘突起部位，離
外側約三寸。

三陰交
位於足內側腳踝上
面三寸。

足三里
位於小腿外側、膝蓋
下方三寸的位置。

（一寸等於人的食指長）

總之要從棉被中跳起來

早起更重要的是一旦醒來，要能馬上從棉被裡爬起來。如果醒來後還窩在棉被裡想事情、看書或是看報紙，就不能算起床。

醒來後無法馬上從棉被裡爬起來的人，不起來也沒關係。也可橫著從棉被裡滾出來。如果是睡在床上的人，把棉被從床上扔下床也可以。

有一種叫做「西鄉隆盛式早起法」，就是在鬧鐘響起的同時，馬上離開棉被，並把棉被推向房間的角落。另外，爲什麼眼睛睜開以後，要馬上起床呢？世界著名的澳洲神經科醫師克萊兒·威克斯曾經在他的書《不安的機械論》中提出相關的說明。

她說：「不能忽視『早上醒過來』這件事情。對大多數受到神經問題困擾的人來說，這個時候是一天當中最困擾的時間。」

也就是說，即使在睡著的時候完全忘記整個世界，但醒來之後，就要直接面對冷酷的現實，那一瞬間，對於就要展開的一天，都會被很令人厭煩、不安的感覺糾纏。那個時候，就會開始胡思亂想，這個時候要把陰暗的想法去除是很困難的。像這樣對於早上的感觸，若不要在床上想太多，最好是馬上起床。

這適用於有精神官能症問題困擾的人，也適用於最近充滿壓力的人。不管怎樣，大部分的上班族精神問題，都可以說是到了「憂鬱症預備軍」的程度。

例如，去打高爾夫球、釣魚的時候，早上就可以很爽快地起床，因爲起床以後是有愉快的事等著。

如果早上醒來以後不能馬上起床，一定是因爲起床以後有什麼不想去面對的事情。例如一定是有「今天電車一定很擠，眞討厭啊！」或是「又要被欺負了，眞不想去學校」等情緒存在。

所以，醒來的時候，最好什麼也不想，馬上起來。這就能先發制人，趕走不愉快的感覺。

因爲一直以來過著追逐時間的生活，所以要把生活改變成自己的時間由自己控制的話，早上醒來馬上起床是很重要的。

如果先發制人可以成功，早起這件事情就會愈來愈愉快，如此一來，自己也能得到自信。醒來就馬上起床的行動，是一種實際的身心如一的行動，是心靈與身體最佳的健康法。

活化早上的頭腦

大島先生說：「要想從夜型人變成晨型人，一些訓練是必要的。首先一定要先決定起床時間，最後成為習慣之後，體內時鐘就會依此命令頭腦，自然而然就會醒來了。」

想要早點起來，首先不能不刺激腦部。

不管是提出什麼早起法，都會有被批評之處。例如，不要睡在柔軟的床或棉被上，而是要睡在榻榻米或是木板床，上面再鋪一層薄被。因爲柔軟的棉被，很容易使人睡過頭；這麼說的話，睡覺什麼也不要蓋如何？我想這很容易會感冒，所以還是蓋厚被子睡覺比較好。

用稍微高一點、硬一點的枕頭。以前，武士都是睡在硬且高的枕頭上，這可能是因爲他們頭上有結髮髻，加上睡得最沉的時候，如果有敵人來攻擊，馬上就可以起來的緣故，這可能也有效果。也有在枕邊準備冷水，醒來時，馬上一口氣喝完（這也能促進排便）。或是準備溼毛巾，醒來時，同時用毛巾擦臉和脖子。一邊從棉被裡起來，一邊把手指一根根往反向彎曲……以上方法，不管哪一種，都是與腦部直接相連的行爲。

京都大學名譽教授大島清使用以下的方法，讓早上的頭腦更加活化。

1. 起床以後馬上規劃一天的預定目標。

醒來以後，就不要在棉被裡磨蹭，馬上起床，爲了讓意識馬上清楚，可以在床上把一天預定的工作記載在手冊裡。這樣稍微動一下手指，可以帶給大腦直接的刺激。然後，想想今天非做不可的事情，這樣腦神經網絡會變得很有朝氣。早上，眼睛看得到的訊息，會在腦裡加強印象。

2. 摩擦身體讓自己清醒。

從棉被裡出來，馬上用乾布摩擦身體，可將充足的血液送往大腦，皮膚是僅次於腦，直接與大腦有密切關係的器官，所以可以從表面給予刺激。

3. 用左手握牙刷（慣用右手的人）。

由於用平常不用的另一手刷牙，會使沒有慣常使用的肌肉有意識的運動，達到右腦與左腦的平衡，具有使腦部全體活性化的效果。

4. 多攝取一點點糖分。

特別是前一天很疲倦時，特別有效。糖份可以幫助提高血糖。因爲腦部的能源只仰賴葡萄糖，所以起床時補給適度的糖分，能促進腦部活動。

5. 想一下今天怎麼穿比較好看。

只要一個重點就可以讓人好看，讓人一眼難忘。這如同擁有心靈的鏡子，是豐富自己的想像力與發想力的方法之一。而且保有覺得別人會看到自己的念頭，自然地臉就不會緊繃，成爲好看的臉。

除了枕頭還是枕頭

最近有很多「早起商品」紛紛出籠，這裡介紹一些給大家。如果可以善加利用的話，也許可以很愉快地培養早起的習慣。

在寢具之中，特別能左右睡眠好壞的是枕頭。枕頭支撐頭部，是讓人能睡得香甜的重要寢具。首先，就從這個開始來說。

以前日本人都是睡在硬且高的枕頭上，開始喜歡睡軟綿綿的枕頭是最近的事情。特別是像歐美人一樣睡在床上的人愈來愈多。

確實，大大的、鬆軟的枕頭比較適合床鋪。不過，在經濟高度成長期之前，大部分的日本人是在榻榻米上鋪棉被睡覺，然後，除了江戶時代的箱枕以外，也睡在看起來很硬的枕頭上。這樣的枕頭似乎有重新省視的必要。

日本人較熟悉的代表性枕頭是裝入蕎麥殼的枕頭。透氣性佳，可使頭部涼爽並感覺舒服地睡著。頭冷腳熱這是好睡的基本原則，所以硬度適當高一點的枕頭，是早起必備的道具。

所以和洋折衷之下，就有一半裝蕎麥殼、一半是棉花的產品。

蕎麥殼的替代品是塑膠製、細細短短的小管子做成的枕頭。這種也是硬度適當、比較高一點的枕頭，透氣性也不錯。翻身的時候，不會有像蕎麥殼一樣「刷、刷」的聲音。

而且這種枕頭的好處是裡面可以拿出來洗，因爲可以經常保持清潔，所以能夠抑制塵蟎。如果是蕎麥殼，因爲裡面不能洗，而且枕頭布的表面會有一點一點黑黑的粉滲出。要維護蕎麥殼枕頭的方法是把枕心從枕套裡拿出來晒太陽。竹製的枕頭也值得推薦。因爲竹子會從表面吸熱切割面會有阻熱的作用。而且，仔細地磨出來的竹子，有如同絹一樣的觸感，對人體的神經也會帶來好的影響。以竹子為素材的枕頭，對安眠與早起來說，都是很好的寢具。以下就介紹兩種竹枕。

一種是切割粗的竹子，然後對半割成半圓形的做法；另外一種是將細細的棒狀竹子束成一大把，平平地綁在袋子上。當然，因為是竹子的緣故，所以兩種都硬度適中，也可以做出適當的高度。

最近，對健康很好的素材——竹炭，也引起注意。當然，這也可以利用來做為枕頭。炭會釋放對健康有益的負離子，且竹炭被認為對家電產品釋放出來的電磁波有阻斷的作用。

炭的表面有無數的小氣孔，裡頭存在著很多微生物，它們會吸收有害物質，然後進行分離，所以對於空氣和水的淨化很有幫助。煮飯的時候，在鍋底放一根木炭，就可以煮出好吃的飯。

炭的種類中，尤其是竹炭，它的氣孔比其他的炭多了好幾倍，效果也更強。這種竹炭做的枕頭，可以淨化周邊的空氣，使睡眠更加清爽。

邊聽經邊睡覺

小聲地聽著輕柔旋律的音樂，馬上就可以睡著；這是因為身心因此放鬆，腦部誘發睡意。

市面上有販賣可以誘使睡得安穩的ＣＤ，例如「音樂生活顧問系列」、「頭腦控制音樂」、「音樂療法」等，以各種名稱在販賣。有的甚至以睡眠的科學為基礎，收錄了對腦有好的幫助的音質、節奏、旋律等音樂。其中有的ＣＤ中的輕聲細語與鳥鳴聲相互交錯，更可以提高效果。

小孩子常常會因爲聽著媽媽唱安眠曲而睡著，大人也是一樣，只要反覆聽習慣的音樂，心靈就會漸漸想休息而睡著。

出席喪禮法事的時候，只要聽到師父念經，偶爾也會不小心睡著。雖然不了解經文的內容，但是誦經時的獨特節奏、聲音，卻會使人心靈安穩，有療癒的效果。因爲不了解語言的內容，所以會讓人想睡，雖然對誦經的師父很過意不去，但是它的效果之一就是誘導睡眠。

到唱片行去，可以先從般若心經開始，收錄各式各樣的經文的也可，還有經文與自然聲音組合的ＣＤ，可以達到入眠與淨化心靈的效果。

也有反覆播放鳥的聲音、小河的流水聲、海浪的聲音等自然聲音的ＣＤ，人類彷彿可以過著擁抱自然的生活。不管都市生活如何困難，都無法消除我們回歸自然的本能。與自然接觸的話，心就會感受到那份不可思議，感覺也會變得純眞。

最近收錄山、海、天空等風景與自然的聲音的環境錄影帶很暢銷，並不一定要看到畫面，只要周圍有那樣的聲音流傳出來就能夠感覺得到。這也可以說是一種誘導睡眠安穩的工具。

1 0 5 5 0

台北市南京東路四段25號11樓

大塊文化出版股份有限公司 收

廣 告 回 信
台灣北區郵政管理局登記證
北台字第10227號

地址：

市　鄉／鎮　路　段　巷　弄　號　樓

縣　市／區　街

(請寫郵遞區號)

讀者服務卡

謝謝您購買本書！

如果您願意收到大塊最新書訊及特惠電子報：

- 請直接上大塊網站 **locus**publishing.com 加入會員，免去郵寄的麻煩！
- 如果您不方便上網，請填寫下表，亦可不定期收到大塊書訊及特價優惠！請郵寄或傳真 +886-2-2545-3927。
- 如果您已是大塊會員，除了變更會員資料外，即不需回函。
- 讀者服務專線：0800-322220；email: locus@locuspublishing.com

姓名：__________ **性別**：□男 □女

出生日期：_____年_____月_____日 **聯絡電話**：__________

E-mail：__________

您所購買的書名：__________

從何處得知本書：1.□書店 2.□網路 3.□大塊電子報 4.□報紙 5.□雜誌 6.□電視 7.□他人推薦 8.□廣播 9.□其他

您對本書的評價：

(請填代號 1.非常滿意 2.滿意 3.普通 4.不滿意 5.非常不滿意)

書名_____ 內容_____ 封面設計_____ 版面編排_____ 紙張質感_____

對我們的建議：__________

10550

台北市南京東路四段25號11樓

大塊文化出版股份有限公司　收

廣告回信
台灣北區郵政管理局登記證
北台字第10227號

地址：　　市　鄉／鎮　　路　段　巷　弄　號　樓

縣　市／區　街

(請寫郵遞區號)

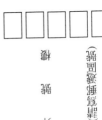

用一樣的杯子喝睡前酒

為了讓睡前身心放鬆，有一種只要喝一點點就有效果的「睡前酒」。

飲酒過量的話，可能會產生一些弊害，但睡前只要喝一點點，就可有安眠的效果。而且可以使精神放鬆，適度地幫助血液循環。

像是啤酒那種加入啤酒花的飲料，因爲會導致腹脹，所以並不好。加水的葡萄酒、威士忌或是加熱水的白蘭地、日本酒都不錯。要持續用一樣的玻璃杯喝一小杯。

在歐美，他們利用熱的威士忌作爲睡前酒，少量的威士忌加熱水，另外可以加一點點砂糖。

喝睡前酒的時候，最好都用一樣的杯子，因爲根據巴夫洛夫（Ivan Petrovich Pavlov, 1849-1936）（譯註）的條件反射，會建立喝完了手中的飲料就睡覺的習慣。

不善喝酒的人，喝杯溫牛奶也不錯。

譯註：巴夫洛夫以狗進行實驗，在餵狗時讓狗聽節拍器發出來的聲音，經過一段時間後，就算沒有食物，每次聽到節拍器的聲音，狗仍會分泌唾液，這就是他所定義的條件反射。

極簡單的自律訓練法

建材公司的經理課長市川陽介（四十二歲）是在三十一歲的時候，決定改變自己成為晨型人。

當時，市川先生在回家的途中，順便去常去的居酒屋，他和大學時代的朋友喝酒，喝到醉醺醺嘮嘮叨叨成爲每天的例行公事。因爲對於浮報的營業部門公關費用的不滿，所以拚命喝酒，他混雜了牢騷跟羨慕，滔滔不絕地說著。一開始先喝啤酒，然後是威士忌，直到喝光冷酒，成爲固定的模式。

回到家以後，還要喝過兩、三杯稱爲睡前酒的紅酒才睡覺。早上，爲了趕上上班時間，終於在七點半起床，八點四十五分之前坐在公司的辦公桌前。這就是他每一天的寫照。

另外，進入三十歲以後的人，睡著以後約兩個半小時，會有易醒的傾向，如果此時眞的醒來了，就很難再入睡。因此會睡眠不足，白天很想打瞌睡，有時候睡魔好像會強力襲來的樣子。

而且這就是典型的夜型人，恐怕是酒精造成非快速動眼期和快速動眼期平衡的崩壞吧！因爲會反覆醒來，因而陷入嚴重的失眠狀態。

向常去看的醫生討論之後，他被嚴禁睡前喝酒、並被命令要節制飲酒。同時，他也被教導如何熟睡的自律訓練法。

說是自律訓練法，卻是任何人都可以做到的簡單方法，首先，右手緊緊握拳，讓整個右手腕呈現緊繃的狀態，然後將力氣慢慢放鬆；接著左手、右腳、左腳、頭、肩膀反覆練習，最後深吸一口氣，維持數秒，然後慢慢、平緩地吐氣。市川先生所做的只有這樣，如果再加上影像控制訓練，會有更好的效果。也就是在這個訓練之後，「感覺非常好地醒來」，或是「讓心情變得開朗」等，一邊在腦中浮現影像，一邊用語言念出來。

而且，如果在簡單的體操之後再做自律訓練法，就可以更容易入睡。

市川先生的生活是十點就上床，在五、六分鐘的自律訓練法之後，馬上就睡著了；而且他在早上五點愉快地起床，爽快地改變了一天的開始。

天然維他命的威力

早起心身醫學研究所顧問的平火田徹幸（四十八歲），在東京澀谷站前的平火田診療所開業，他在醫師父親的耳濡目染之下，朝醫學之道前進，一個以考上醫學大學為目標的高中生，每天都早起，是一位有二十五年資歷的晨型人。

平火田先生的兒子也向他看齊，高中二年級的時候就開始早起，將念書時間換到早上的時間。結果現在進入了國立大學醫學部。

平火田先生早起的祕訣是由無農藥有機栽培的蔬菜和水果中獲得的天然

維他命。原來，平火田先生是第一個研究維他命對人體帶來作用的研究者。

維他命有活性氧可以保護細胞、預防腸胃及十二指腸潰瘍，並預防動脈硬化、糖尿病、心肌梗塞等生活習慣病（成人病），最近它的重要性再次被認識。

活性氧是營養素以氧的形態在燃燒的過程中一定會產生的物質，維他命A、維他命C、維他命E等的抗氧化物質十分充足的話，就可以抑制這些疾病。尤其是為了防護腦細胞，對來自活性氧毒性的侵害，維他命是不可欠缺的。

不過市售的維他命，不管服用多少，體內的吸收率只有百分之三到五而已，這是因為通往腦細胞的血管有開關，對於化學合成的維他命劑幾乎是呈關閉的狀態。

關於這一點，天然維他命的體內吸收率很高。不但可以通過腦動脈的開關，也被認為可以長期停留在腦細胞中。平火田先生所使用的天然維他命，是從美國猶他州培育的野菜和水果中抽取出來的，患者中也有不少人是服用之後就可以變成晨型人。

吃維他命B12，快樂早起

活躍的澤山賢次朗（五十七歲）經營顧問公司十八年。直到四十歲，才想要試自己的實力，他從工作十七年的大型機械製造公司離職，進入顧問這一行。

這個獨立的轉機也讓他的生活形態改變，使他從夜型人轉為晨型人。如果聽過一個人成功的故事，壓倒性的都是屬於早起類型的人。

不過最近他開始覺得很辛苦。雖然想要在每天早上四點起床，但是卻醒不來，不僅身體起不來，連意識都無法清醒。中午以前與顧客的談話，都是以腦袋空空的狀態在聽。

爲此苦惱的澤山先生要成爲晨型人，是因爲有認識的醫師給他建議，要他服用維他命B12。

維他命B12是一種會對末梢神經產生作用的水溶性維他命，以往都被用來當作治療末梢神經炎或是惡性貧血的治療藥。另外，進入一九八〇年代之後，因爲大夜班交替工作制度的工廠很多，所以維他命B12對於治療非二十四小時睡眠的覺醒症候群也有很大的效果。也有早上起不來，夜貓子型的人，服用維他命B12之後，產生顯著效果的例子。維他命被認爲對於生理時鐘的調整機能有提高的作用。

澤山先生因爲開始服用維他命B12，所以每天早上四點的起床都很愉快。早上開始身心也都完全恢復，經營上的問題也變得清楚而能夠處理。

因爲維他命B12是水溶性維他命，所以不管攝取多少都沒有害處。過剩的話，就會隨尿液排出。

正確的飲食生活

營養是從食物攝取的最基本物質，所以飲食的方法也很重要。

現在在家裡開設的筆墨用具店幫忙的近藤敬子小姐（二十五歲），她兩年前所過的生活是白天不到十一點不會從床上起來，過了中午才到店裡。到了店裡以後，雖然有充足的睡眠，但還是會突然產生睡意，常常在櫃台裡就迷迷糊糊打瞌睡。

敬子小姐原本睡眠時間就很長，中學時候常常趕不上上學的時間，早餐幾乎都沒吃。高中二年級開始，因爲無法早起，所以就有拒絕上學的情況。

她過的是肚子很餓的時候，才隨便吃一吃的生活。

吃東西這種行爲，是由下視丘的攝食中樞所控制的，每天，唾液和胃液會以一定的週期分泌。

不規則的飲食方法會破壞身體的節奏，產生失眠等睡眠障礙。另外，不吃早餐，因爲給大腦補給的葡萄糖不足，所以在午飯之前，頭腦都會不清醒。

敬子小姐也討厭這樣的自己，尤其是對於過胖的身體，她覺得不做點什麼不行。首先，她在晚上六點以後不吃東西，在肚子餓之前就上床。

用鬧鐘讓自己在早上五點起床，到附近的公園散步。因爲交感神經提高的時候，自然會使頭腦清醒。剛開始因爲常失眠，所以很難早起，不過痛苦的時間只有剛開始的一週，第二週開始，她就變得樂於早睡早起了。

因爲散步之後，會讓食欲湧現，所以變得可以好好吃早餐。而且這麼做之後，正餐之間不再有空腹感，也不會想要吃零食。

而且，因爲她想「一定要繼承父親的事業」，以前加減工作的心態改變了，早起讓她可以全心投入工作，了解買賣的有趣。工作愈來愈忙，如果可以爽快俐落地工作，也不會想要吃零食。因此，三餐都變得正常，體重也減輕，恢復健康的體型，腳步更加輕快……一切好像都回到絕佳的狀態。

敬子小姐改變爲晨型人的祕密就在於有正確的飲食生活。

沒有自信的人，從春夏開始

從棉被裡跳起來，最容易實行是在溫暖的季節。快速動眼期時醒來時，除了外面空氣溫暖之外，與體溫的溫差也不大，所以容易起床。

轉變爲晨型人的時機，從春天開始比較容易成爲習慣。秋天到冬天，有人會從棉被出來一下，但因天氣寒冷，又跑回被窩。這些有壞習慣的人，有一天偷懶不早起，就會一而再，再而三變得亂七八糟了。

反之，能夠突破寒冷，就能夠養成習慣。另外，假如能從難以早起的冬天開始早起的人，因爲比別人更努力，不管以後有什麼意外，就會更能一直保持早起的習慣。因爲寒冬開始早起的自信與體力，足夠支持早起的人生。

不能輕忽三十分鐘內的午睡

不管是晨起還是早起，習慣睡足八小時的人，如果睡眠時間縮短成七小時、六小時，剛開始的時候，中午一定會想睡覺。

有人也許會擔心：「這樣沒有問題嗎？」從結論來看，如果是過了成長期的成人，是無須擔心這個問題的。因爲個人情況不同，不過只要持續百日早起，就可以確實將習慣日常化。

不過雖然我也有這樣的經驗，但剛開始是有一點辛苦。就像去海外旅行的時候會有時差的問題一樣，頭腦昏沉、也有人偶爾會覺得噁心。不過並沒有人在旅行的期間一直出現那樣的症狀。我們的身體，會適應周遭環境而自然地調整。適度的小睡片刻，可以有效的調節身體狀況。午睡可以一口氣使精神變得比較好。

午睡等假寐，與晚上的睡覺不一樣，是有短時間內調整腦部的功效。我們一天當中除了在工作之外，會有午休的時間吧！可以利用那段時間午睡片刻比較好。

午睡通常在三十分鐘之內很有效果。而且不是躺著睡，靠著椅子或牆壁就可以了。

如同前面所說，睡眠的循環是兩個小時一次，如果不到兩小時的話，就是在進入熟睡期之前，也就是限於三十分鐘內就夠了。進入熟睡期之後，沒有到快速動眼期就醒來的話，因爲體溫會降低，短時間內頭腦會昏沉，就會成爲下午工作的障礙。

以「養生訓」著名的江戶時代儒學家貝原益軒也曾說過：

「如果疲倦卻不能停下來休息的話，倚靠著牆壁稍微睡一下。如果躺下來睡，就會睡過頭，睡太久是不行的。」

另外，當天如果睡得不好才起來，整天怎麼也覺得不舒服的話，就放棄那天的午睡，晚上七點就提早去睡覺也許會有幫助。

好好學、好好玩、好好睡

「好好學、好好玩、好好睡。」

這是立正大學教授古西信夫教授經常訓示學生和研究生的話。

「玩的時候就要徹底地玩；學習的時候，就要拚命努力學習。總之，一開始就要注意並且去做。如果頭腦轉不過來的時候，再試一下，但讀過兩、三頁還是完全不了解的時候，就該放棄去睡覺。打瞌睡也是，打瞌睡太久也是不行的。愈來愈想睡的時候，要讓自己突然清醒，書才能讀進腦子裡。而且，好好學、好好玩，之後就是好好睡，這是打造健康身體的方法。而且睡覺也不能不睡個有效果的好覺。」

說這種話的古西教授，學生時代也是夜型的人。

「我小時候是軍國主義的時代，附近有神社和寺廟，早上起來，就從自己家門口一直掃地到寺廟或神社前面。這是町內會（里辦公室）的領導人集合了小孩子，要大家這麼做。因爲這個緣故，不知道從什麼時候開始，我就習慣早起了。

「而且，年輕人不鍛鍊身體是不行的，所以早上起來，大家都聽著廣播做體操或運動。我小學的時候是相撲社的喔！

「所以早上起不來的時候，大家一起就比較容易，一個人做的話是比較困難的。這是我們自然體驗到的道理。

「但到了戰後，到了東京念大學，就變成夜型人。特別是原本認爲軍國主義會成功，因爲戰敗的失落而改變，失去了心靈的支柱，我們的時代就開始流行麻將。不過我是法學部的，所以不打賭博式麻將，因爲輸了的話晚餐就沒有了。」

這樣的教授是進入研究所以後才轉變爲晨型人。

「學生時代有很多報告，所以都熬夜寫報告。不過要想取得研究所的各科目學分，以及想寫好論文的話，頭腦不清醒是不行的。所以頭腦最清醒的時候，應該就是早上了。腦的學習能力在早上的時候最好，這是我的經驗。」

古西教授對學生建議早起的特點是不需要太勉強自己。

「例如，六點起床是絕對可以做到的。醒來的時候，就這樣馬上起床的話，身體狀況會很好。如果想再睡一下，總覺得身體好像沒力氣，如果有這樣的感覺的時候，可能是太過勞累了。像這種時候，絕對不要太過勉強，如果只是一點點勉強，但可以起床的話，就一定要起床；不過如果說討厭起床的情緒很強烈的話，早上就那樣繼續睡好了。

「如果在這個時候過於勉強自己，隔天還是六點起床的話，疲勞會繼續累積。睡眠就是要能夠消除疲勞。

「所以熟睡不是計算出只要三小時那樣。而是要憑身體感覺好不好，是要聽自己身體的判斷。所謂可以從身體聽到什麼訊息，比如早上六點的話，應該就可以判斷六點時候的感覺如何。這是我的想法。」

這也是一個可以參考的方法。

壓力和藥物都是毒

壓力是心身症的原因；相反的，可以把它作為「元氣的因素」。能否有效活用，端看自己對壓力的管理能力。

早起也可以養成對壓力的抵抗力。

從課長或部長升等之後，就從被指示的地位，變成指示別人的地位。而且，中間管理職不得不應對上司的指示。在雙重壓力下，身心的平衡崩解，不少人因此得了心身症。這會讓人覺得不知道爲什麼要用一生拚命去追求。

例如，因爲擔負責任，於是立場變得非常緊張；重要的會議增多了，每次爲了要舒緩緊張，香菸就一根接著一根。然後因爲晚上的聚會、宴會增加，吃得多、喝得多，體重也增加了。這種生活的結果就是因爲心臟病而倒下。

假設運氣好，可以回到工作崗位，也會因爲「不知什麼時候會再倒下」，而被換到窗邊位置，甚至是以「裁員」爲名的「拍肩膀」（意思是拍拍肩膀，勸他提辭呈）。最近這樣的例子絕非少數。

像這樣精神與肉體同時抗壓性低的人的共通點，是他們沒有生活節奏，也沒有調劑身心轉換心情的時間和興趣，總是死心眼、一絲不苟地被生活追著跑。

不過也有一邊承受同樣程度的壓力，一邊順利地度過，並以此作爲踏板，因而成功的人。這兩者的差異在哪裡呢？

下面是有關壓力的動物實踐報告。

在不同籠子裡有兩隻兔子，一方面威脅牠、激怒牠，經常給予壓力；另一邊則是不給牠壓力，放著不管牠。

一定時間後，解剖兩隻兔子，受到壓力的兔子的副腎和心臟等器官都因充血而腫大。相對的，沒有受到壓力的兔子內臟沒有任何異常。

另外，這兩隻兔子都是處在非常寒冷的狀態下，都不給牠們食物，受到壓力的兔子比另外一隻活得久。也就是說，對身體來說，壓力是培育生命力中，一個相當重要的意義。

因為對壓力的防衛本能產生作用，所以會分泌腎上腺素和腎上腺皮質素，提高戰鬥心，並充實力氣，有提高自然治癒力的作用。這是連接積極心，使工作順利的因素。

如果完全沒有壓力，當然就不會產生防衛反應，腎上腺素等荷爾蒙的分泌也會減少。這樣的話，生命力、力氣、向上心都會變得很低。可以說是沒有競爭求勝心的體質。

給予人為的壓力

在健身房中，鍛鍊全身肌肉，也是一種以壓力對抗防衛反應的結果。訓練的時候，啞鈴的重量，對身體就會產生壓力。

爲了不屈服這個壓力，所以體內會產生作用力，因而可以鍛鍊出身體必要部位的肌肉。

這個意義也可以說是早起的「壓力健康法」的另一面。

特別是初期的時候，要跟睡意對抗，除了早上的寒冷與運動之外，早起對我們來說也是相當程度的壓力。如果可以活用爲了對抗這個壓力，體內產生的防衛反應，我們就可以從那裡引導出元氣與動力。給自己的身體早起的壓力，就是屬於人爲給予的，不僅可以增進健康，培養堅強的意志，也能把規律的生活節奏變成自己的一部分。

受到過度保護的孩子很多是體弱多病的，所以不可以光想著要逃離壓力。知道壓力的效用，然後利用它，也就是管理壓力是可以增強自我的方法。

立正大學的古西教授提出「不要勉強」，是不要給自己過大的壓力，因爲反之很可能會有輸給壓力的情況。曾經有奧林匹克選手，因爲責任感很強，爲了不辜負「來自周圍的期望」的壓力，而斷絕自己的生命。不管什麼事，「適度」是最重要的，要對「什麼樣的程度是適度？」有正確的判斷和管理能力。

心理療法中有一種稱爲「系統的脫感治療法」，例如要治療懼高症的人，不是馬上帶他到高的地方，而是先從自家的二樓窗戶往下看。幾次練習直到可以簡單做到以後，就到三、四樓去，等到習慣以後，再去屋頂，接著從山頂往下看下面的河川。這樣的做法，可以使討厭的事情一點點、有階段性的變得習慣。

雖然性質稍微不同，對抗壓力的抵抗力，也可像那樣一點點的提高。早起也可以用那樣的訓練法慢慢成形。

根據這個想法，在通勤時擠滿人的電車的壓力，也不是不能活用作爲鍛鍊體力的方法。所以早一點起床、好好吃早餐、爲一天做準備是必要的。如果早起的話，就可以錯開通勤時間，還可能會有位子坐。

讓自己一週內接受一次或兩次的挑戰如何？就像以慢跑上班的原文部大臣小杉隆先生一樣，上班前在衣櫃裡準備好替換的衣服，從自己家裡穿運動服出發去上班也不壞。

疲勞和空腹是一樣的東西

如果你是那種有點累就無法忍受而無法早起的人，千萬不要因此而放棄早起，請等一等。

疲勞會使身體的活動變得遲緩，特別是心情不好的時候。不過疲勞不是病，疲勞只是一種生理的現象，和空腹是一樣的。就像肚子餓的時候，沒有人會去醫院。

疲勞是生命活動的運作到達界限，是無可避免的情況，不要白費時間去恐懼。就像會有空腹感的時候，就可以去吃美味的食物。同樣的，感覺疲勞的時候，就去消除疲勞讓精神變好。也有所謂的「愉快的疲勞感」，這應該是恢復身心精神的前一個階段。

有研究顯示：覺得有點疲累的時候，在下一個疲勞階段到來之前，先消除疲勞比較好。也就是說，疲勞的時候，一般人的方式就是讓身體休息。

但我認爲，在疲勞的時候，此時如果再去做跳繩等運動，讓自己更加疲憊，晚上就能夠更好睡，如此一來，反而會刺激身體恢復的機能，隔天更容易回到有精神的狀態。

特別是精神上的疲勞，因爲有運動，所以疲勞會轉嫁到身體上。而欲求不滿等心理性的疲勞，是因爲大腦邊緣皮質異常興奮的殘留狀態，要消除這種疲勞，以娛樂最有效果。有些人不善運動，或是不想屈服於太熱、太冷等自然環境的壓力，所以每天練習身體的調節力比較好。

例如，用冷水摩擦身體來鍛鍊皮膚，這樣就不會對寒冷產生過敏的反應，也不容易感冒。以身體的運動，來養成調節力這一點，還是以早晨的散步和體操比較有效果。

人不是只有本能的動物

我很喜歡的一句話是：「可以馴服早晨就可以馴服人生。」這裡所謂「馴服」，並非征服，而是指「駕馭」、「控制」的意思。

也就是說，早上可以馬上起床的人，對於自己的生活，甚至人生，都可以控制得很好。相反的，不能早起的人，如何要有創造性的人生呢？

總之，前一晚決定好「明天要做……」，隔天早上確實起床是很重要的。能不能早起，決定在前一晚。前一晚自己有早上要早起的意志，如果沒有目標，爲了早睡早起所做的努力就變得沒有意義了。所以，這個「意志」可說是制服早上最大的原動力。

早起是實踐起來的意志，並反覆將它變成習慣。支撐這個意志的除了「早起是理所當然、是開發能力的機會」之外，別無其他。

「動物因爲只有本能，所以無法做到，但人類只要有動力就可以做到。」這是大島清先生所說的話。

「我以前也是夜型人，去美國看過之後，發現大家早上都很早起，在美國的五年期間，我知道夜型生活是不可行的，所以體內時鐘就想要突然轉變爲晨型。」

「這樣下去是不行的。現在開始早上五點起床吧！」如此對好強的自己說，自然就可以早起了。這是一種暗示法，立正大學的古西教授繼續說明：

「如果明天一定要在五點起床的話，『明天五點起床、五點起床』，跟自己說十遍以上，自己的腦袋裡就會記得。因此，雖然總是六點起床，但卻提早一個小時，眞的在五點醒來了。這種暗示就是心理學的效用。」

「咒語」有實際的效果

想要在早上五點起床，前一晚就念著「明天早上五點起床」，對著枕頭叩五次，然後睡覺就可以。

前一晚念念有詞，隔日生效，是因爲設定了生理時鐘的警報器，時間到了就會對覺醒中樞下指令，自然就會醒來了。

「這太荒謬了吧？」但是眞實做過的人都發現有實際效果。

日本古代就有「咒語」的風俗習慣。當然不只是日本，世界上大部分的民族，都以某種形式施行咒語。這就是其有效果的證據。其實這是一種自我暗示法的自我催眠法，和所謂的迷信並不一樣。

「因爲立下這樣的期望，所以神也一定會幫助實現」這種說法對小孩子來說很方便，因爲是行動療法的理論，所以也有列舉出來的根據。念誦話語的時候，伴隨某些行動，可能會使潛意識的記憶更加確定。

暗示法對女性和兒童特別有效。

期待早晨

沒有早起經驗的夜型人，要求他沒有目的就早起是很痛苦的。

平常晚睡晚起的夜型人，爲了打高爾夫球、釣魚等具體目的，可以輕鬆早起。而且不只是假日而已，每天都可以快樂地感受到生存的價值是再好不過了。早起不僅身心健康，同時找回白白浪費的時間，然後利用這個時段，從事使人生更有意義的事情。

利用早晨上班前的時間，學英文也不錯，而且可以拓展工作的視野。最近也有出現利用上班前的時段開設英語會話教室的地方。

從事鄉土歷史研究也很好，或是寫書法、畫畫等，可以拓展興趣的範圍。或者像是依卡力清潔消毒公司的黑澤先生一樣，挑戰與自己業務相關的資格考試，這也十分了不起。學生的話，可以爲了下學期增加「優等」的成績努力，或是在社團活動盡量表現也是很好的。

不管培養了什麼樣的新興趣，都可以帶給自己自信心，如此心靈也會有更多餘裕。心靈的餘裕可以豐富人性，也能成爲高人一等的人物。

早上頭腦清醒，不管做甚麼都可很容易學會，最適合考生念書。而且，早晨的學習絕不是只爲了考試用的「一夜醃」而已，而是可以成爲自己的知識。如果可以記得好又快，更會覺得愉快。如此一來，早起變成自己的快樂，就會盼望早晨的來臨。

我們有明確的目的、目標、主題等，作爲早起生活的起點，然後因爲早起，所以找到了自我變革與人生價值的重要契機。

5

認識自己是成為「晨型人」之道

§早起一點靈§

◎一日不眠，十日不安。

◎吃好睡好，長生不老。

◎吃好喝好，不如睡好。

◎午時小寢以養陽，子時熟睡以養陰，陰陽平衡，百病不侵。

◎經常不眠，少活十年。

◎多睡易病，少睡傷身。

◎早睡又早起，疾病不惹你。

◎天天起得早，人生八十不顯老。

發現，是改變的機會

「每天早上醒來都很快樂。」用朝氣蓬勃的表情說這句話的是擔任家庭餐廳的店長佐佐木洋（三十八歲）。

佐佐木先生開始習慣早上五點起床，是花了兩年的時間建立的。他用清醒的頭腦設想一天，因爲管理者有餘裕對應，所以得到部下很深的信賴。

佐佐木也不是一開始就這麼順利的。

家庭餐廳的營業額決定於服務生的品質。不過這裡的服務生幾乎都是打工的，所以店員品質不如一般店家。佐佐木先生曾經爲了確保服務生的人數與教育而苦惱，過著悶悶不樂的日子。

對佐佐木來說，服務生才是壓力的來源。如果盯他們的遲到狀況，馬上就說不做了。如果斥責他們對客人言語太粗暴，隔天他們就不出現了。佐佐木原本就是一板一眼的性格，是很容易招致壓力的體質。一想到工作的事情，晚上就翻來覆去睡不著。雖然喝了酒憂鬱稍微紓解，但是深夜兩、三點還睡不著。慢慢成爲夜型人，白天昏昏沉沉的。

然後有一次，他不小心發怒之後，店裡一次有三個人要辭職，店裡的營運陷入危機。

這時候，佐佐木突然回神。

「這樣不行，不做什麼的話是不行的……」

自己發現時，正是他轉變的契機。想開之後，他去找醫師諮詢。

根據專科醫師顧問的建議，佐佐木才發現自己不圓融的性格。本來心裡就沒有想要好好接待客人，再這樣下去，餐廳會完蛋，自己也會完蛋。「要讓心靈有餘裕，早起是有效的方法」。於是他接受醫師建議開始轉變與挑戰。

剛開始兩個月左右，他得藉助醫師開的處方安眠藥才能入睡。剛開始戰戰兢兢地服用，十五分鐘左右就安穩地睡著，但醒來的感覺卻很糟。即使不習慣安眠藥，還是要在晚上十一點上床，一定在五點起來。早睡早起成爲習慣之後，佐佐木的表情改變了。他會注意到不要傷害年輕女性的心，只告訴對方必要的事情。女孩子們並沒有惡意，如果依理好好教導她們，她們是能夠理解的。

當服務生的待客態度變好，餐廳的評價也提高了，客人自然也增加。如此一來，服務生的穩定率必然也跟著變好。

人與人之間的關係比什麼都重要，但首先得了解自己。佐佐木的情況就是了解自己之後，才會看見對方。

不過佐佐木的情況是爲了要馬上就有效果，所以才會使用安眠藥。我建議一般情形不要太過依賴藥物，試著不靠安眠藥自然睡著。如果可以做到的話，就可以更加愉快、長期地養成早起的習慣。

找到適合自己性格的方法

實施早起生活前，要先了解自己，這樣才能找到符合自己性格的起床法。如果是積極、外向型的人，不妨製造讓自己不得不早起的方法比較合適。

前一晚寫好隔天預定要做的事情，寫下「我不做這件事不行，所以絕對要在五點起床」來暗示自己。然後設定三個鬧鐘，睡覺的時候房間全暗，對自己宣示：「好了！要睡覺了！」就上床睡覺。

這就像是一種睡覺的儀式，說出高低起伏的語調效果比較好。

有個例子是築地玉壽司的中野里先生，因爲別人的邀請，無意中去參加了早起會，硬是被推舉擔任要職，要拒絕也拒絕不了。雖然不是自己自願的，但已經處在想退出又不能退出的情況，也就因此養成習慣。這麼說的話，中野先生也可以算是積極、外向的人。

另一方面，消極的、內向的、多慮的人，如果要他們用同樣方法的話，反而會情緒低落。這種類型的人，早起的時候給自己一個愉快的印象是比較適合的方法。例如，「早起的時候神清氣爽，一天就會過得很好」、「早起的話，成績會提高」等自我暗示的方式也可以讓自己早一點起床。

內向的人，儘可能不要依靠時鐘，特別是以激烈聲音產生威脅的，會留下不愉快的感覺。使用鬧鐘的時候，以聲音小的爲宜、可以用震動或是鈴聲，甚至是鳥鳴聲或是輕柔的音樂比較好，內向的人大多是神經質的類型，所以即使是微小的聲音也能讓他們醒來。

總而言之，最重要的是不要強迫自己，像「起不來的話，什麼也做不到」這樣強迫性的字眼，反而會導致失眠。不要讓房間全暗，開個小燈泡，有微明的程度即可。

先定好前一天上床的時間，以早上能自然早一點醒來爲方向。睡前做適度的運動、打掃房間等，可以藉由人爲的疲勞讓自己容易入睡。

我建議在睡前簡單地打掃房間，這也會讓起床的時候，不會覺得房間很髒、很討厭，一天都會覺得很清爽。爲了心情愉快地起床，這樣的工夫是必要的。

早起可以養成積極性格

有人說：「因為血壓低，所以不能早起……」
我認識的人當中，有人的血壓也是相當低，
每天早上還是起來送報紙。

那位送報的先生斬釘截鐵地說：「習慣了之後，血壓根本沒什麼影響。」

若是因爲低血壓，醒來的時候頭腦會昏昏沉沉的人，可以去淋浴或是洗澡，幫助體溫和血壓上升之後，頭腦很快就會覺得清爽。

但如果這樣會把自己逼到死胡同的話，也許就不適合送報紙等工作。我所認識的那個人，並不是一開始就樂於早起去送報紙的，剛開始的幾個月，可說是「決定勝負」的關鍵。

晨間散步或是做自己想做的事，就算偷懶也不會影響到別人，無須到自責、有罪惡感的程度。但偷懶不去送報紙的話，不只是自己的薪水被減少而已，對很多人會造成麻煩，除了停刊日及大雨或大雪之外，是不能隨便休息的。

這樣的壓力也很大，特別是對內向的人來說，絕對是非常吃力的。所以如果不成爲外向、積極的人，是不太適合做這份工作的。

相對的，在挑戰早起的時候，也可以養成積極性。如果想到等著自己送報的人，就會覺得早起是値得的，這就是因爲責任感增強的關係。

前國會議員小杉隆先生之所以具備政治家的資質，也是因爲少年時代有送報紙、送牛奶的經驗吧！

掌握自己的性格與能力

明知道抽菸過量有害健康，而自己也想要戒，但怎麼也做不到。早起也是一樣，並不是那種如果現在不馬上做，就會不行的事。如果要實行，一定要下決心。

生來就是樂觀性格的我，如果可以確立決心的話，所有事物大概都可以達成目標。所以有句話說：「決心是九分的成就。」

原本世界上就有很多是做得到的事和做不到的事，沒有先了解自己，就是不可能下定決心。因爲有要實行什麼的決心，首先就必須要確實掌握自己的性格與能力。

然後了解自己，並爲了強化自己的決心，我會用「發誓」的方法。

這是出自《古事記》、《日本書紀》等書使用的古代語言，在《日本書紀》中以漢字寫出來的就是「誓約」，意思是將自己的決心對天地神明發誓。早起的話，可以在睡前雙手合十，念誦：「明天要比平常早三十分鐘起床，我要用生命發誓實行。」

抗拒神佛等宗教意義的人，也可以用自己所愛的人或家人起誓，或是以自己本身來發誓也可以。

「發誓」是一種爲了對於自己的決定和約束表示不輕率以對的儀式，只要可以確認自己的決心就好。而且，一旦說出口之後，就是成爲對自己的一種壓力，身體會發揮防衛本能，時間到了就會產生覺醒的作用。

依照起誓中有幾分嚴肅的意義，壓力也會隨之增加，實行力也會變得比較強。

可以念誦句子發願：「請讓我在明天早上五點的時候起床。」我所謂的

「發誓」，並不單只是說出來而已，其中更重要的是包含了反省的要素。

例如，每天抽三十根菸以上的人，因爲健康變差了，所以自己立下目標減少到二十根以內，這是對自己有好處的。如果做不到的話，就要反省，一直持續到做到爲止。如果可以達成，下次就設立十五根以內爲目標，向下一個階段邁進。

所以，已經有了可以正確認清自己的機會，還要有可以徹底進步的步驟。

不管能不能實行誓言，你所做的一定會有回饋；而且還要設立明天的目標，構築新的出發。據此反覆實行，必定會使心靈安定，早起也不再是苦差事，而成爲日常的習慣。

發揮自我鼓勵的語言力

比「發誓」的效果還要清楚的方式就是寫下「誓言筆記」，建議將自己的發誓與反省的文字寫下來，然後隨身攜帶。

當然，「誓言」的內容不只可以寫早起而已，早起要有堅持到底的方法，最重要的是要有爲什麼早起的目標。

有人可能是爲了找回失去的健康，還有人是爲了早上有清醒的頭腦可以思考工作，可能也有人是以提高成績爲考慮的方向。當然也有人是爲了使休閒興趣進步，或是以減肥爲目的的人也所在多有。像這樣自己設定目的、目標，利用早上的一段時間，具體思考今天要做的事情。然後，在當天晚上睡覺以前，想想實際上做了什麼事情，或是什麼沒做到、爲什麼沒做到、應該要怎麼做比較好等……，每天把這些事情記在「誓言筆記」裡。

同樣的，發誓的時候，不是心不在焉地念出來而已，而是不要忘記所念的東西，否則這樣的「發誓」根本沒有意義。

產生目的或目標的時候，爲了防止遇到挫折，要大力發揮自我鼓勵的話和寫下想法的話。

例如，在「誓言筆記」中，寫下從雜誌專欄看到心有所感的話，或是跟別人的對話中，受到感動的話以及讀書的時候看到的人生訓示等，把這些想到的收集起來寫在筆記裡。如果想說反正已經記得了，等下再寫也無妨，通常大部分都會忘記。可以的話，在看到的時候，就馬上寫下來。

持續不斷記錄的話，一個月下來就會有相當多內容，特別是剛開始做的時候，會發現到處都有對於自己有啓發作用的話。把每句話都隨手寫下也沒關係。不久，過了幾個月之後，自己的心態也會有所改變，那時就會嚴選名言吧！

當然，光是依序寫下是不行的，要再三打開閱讀，當忘記下決心時候的心情，爲了不要讓自己不知不覺開始漫不經心，所以要時時激勵自己，這才是「誓言筆記」的要義。

意志薄弱的人也可以早起

早起的優點那麼多，早起的人卻出乎意料的少。所以報紙、雜誌才會有那麼多關於早起健康法的文章。

很久以前有一句流行語；「知道但是做不到。」

我深切地感覺到，他們並不是做不到早起，而應該是沒有眞正了解早起的好處吧！像我這樣，一旦掉落到夜型的深淵之後，一邊被它污染、一邊奮力從泥沼中向上爬出來，終於才發現成爲人生的新目標——早起。

姑且不論這一點，不能實踐的人大多會講出「藉口」。

「反正我就是意志薄弱的人……」

他們想要以此得到安心，實際上，意志薄弱的人幾乎都有容易實踐早起的另一面。

我自己在二十歲左右的時候，是無法從賭博中自拔的意志薄弱者。意志薄弱的人幾乎都容易不在乎地過著不規律的生活。而且應該也有因而使身心受害的。這種痛苦應該是深入全身都感受得到，所以他們應該有比別人多一倍「眞不想做了」的感覺。

因此，如果能自覺的話，早起生活的實踐其實就在眼前。

最好的例子就是之前介紹過的依卡力清潔消毒公司的黑澤眞次先生，黑澤先生的口頭禪之一就是：「因爲我的意志薄弱。」如果說這樣就什麼都做不到的話，是絕無此事的。他並不是從很早就開始實踐早起的生活，並在學習或是商業上成功的人。

過去有過挫折和失敗經驗的人爲了不要再重蹈覆轍，因此很容易立下具體的目標。如果有了清楚的目標，要再往前一步就變得更簡單了。

這與聖經中說：「貧窮的人有福了。」是一樣的道理。

相反的，意志堅強的夜型人要想改變爲晨型人，反而是相當困難的事。可能需要設定三個鬧鐘，或是連續失眠兩、三天，剛開始必定得經過多次的劇烈方法才能成功。

趁年輕的時候再接再厲

東京大學工學部物理工學系的學生大山貴仁（二十歲），是從準備大學考試的高中時代開始變成夜型人。

爲了考試，大山貴仁夜以繼日過著到了半夜兩、三點還在念書的生活。即使如願以償考上東大，他還是沒有改變深夜念書的習慣。因爲突然鬆懈下來，加上過著一個人的愉快生活、於是時間經常浪費在漫不經心聽廣播或電視的深夜節目上。當然，起床時間也往後延到十點、十一點。

他幾乎有兩個月沒有去上中午以前的課，即使早上出席，也被睡魔侵襲，上課不到三十分鐘就開始打瞌睡。總是覺得身體渾身無力、頭也覺得昏沉。而且不只是頭痛，還會噁心想吐，漸漸變得沒有精神。

當他去大學的保健中心詢問之後，被說是有憂鬱的狀態，開立了輕微的抗憂鬱劑，但即使服用了，情況也不見改善，反而更覺得情緒低落，黑暗的日子一直持續著。後來大山同學就是在這樣的情況下，來到我的研究所。

他也是一個「意志薄弱」的青年，不過年輕人即使遇到挫折，不管多少次都可以恢復原本的狀態。而且因爲他們會切身感受到痛苦，所以會早一點再站起來。

在我的指導下，他實行了早起健康法，而且設定了五個鬧鐘：枕邊一個、廚房一個、放在房間各處，而且設定相隔數分鐘依序響鈴。

枕邊的鬧鐘響起來之後就起床；在衣櫃前面的鬧鐘響起來以後就換衣服；洗臉台的鬧鐘響起來以後就刷牙、洗臉；廚房的鬧鐘響了就吃飯，鬧鐘響之後他就做各種事。

他做了一連串這種「醒來儀式」之後，坐在桌前，意識也變清醒了，當然學習的效率也會提高。

早上如果可以起來的話，就會變得有自信、早日揮別憂鬱的狀態。大山同學俐落地轉變爲晨型人，讓人認不出來似地歌頌青春。

在古文的世界中睡著

在大型都市銀行的資金外匯部工作的大川勝弘（三十二歲），每天都不會遺漏進行自己的「入睡儀式」。

大川先生是有能力的外匯交易人，也是典型的晨型人。他早上四點從自家發送傳眞，然後獲得從海外來的最新外匯訊息，八點半之前到東京大手町總公司的外匯中心，然後直接就當天的外匯市場，與全體外匯交易人研商。九點東京市場開始營業，之後一直目不轉睛地忙得不可開交。如果是夜型、要接近中午才會清醒的人，是不可能擔任這種工作的。

即使下午三點半東京市場結束，也沒有辦法得到一點休息。因爲倫敦市場在下午四點開始，晚上九點半紐約市場開始營業。結果等他回到家都已經是深夜十二點了。

大川先生從開始當外匯交易人的一個半月，有嚴重的失眠症。他把職場的緊張感帶上床，老是睡不好。好不容易進入淺睡期了，卻又傳來早晨傳眞機的聲音，身心的疲勞達到頂點。

改變他的轉機是課長的一句話。

「進行睡著的儀式似乎有用喔！」

在媽媽的安眠曲聲中，小孩安穩睡著，這就是打開了從醒著到睡著的開關。大人的話，可以透過換上睡衣、刷牙的過程，不知不覺地將意識的開關轉換到睡眠的方向。課長所謂的儀式，就是這種有意識的行爲。

大川先生開始進行的睡眠儀式是每天念三頁《源氏物語》的原文。一邊查古語辭典、一邊解讀的話，不知不覺就進入了王朝的世界。順時間進行的文體，與充滿喧囂的外匯市場的境界有了明確的連結。因爲意識的切換變得截然不同，所以是可以緩緩地睡著甚至熟睡的。像這樣的情況，不管什麼都可以當作與工作的接點。

現在大川先生即使睡眠時間只有四小時，他也能朝氣蓬勃地工作。

一旦成功，就會刻在大腦的路徑上

一旦成功早起了，就可以清楚地對自己說：「自己的意志不再薄弱、只要想做就能做到。」

「這種爽快的感覺，眞是棒啊！現在要我放棄早起是不可能的了！」剛開始的時候，早起的時間不要念書或工作，把它當作獎勵自己的時間，最好是慢慢地品味。即使是接觸舒適的早晨空氣、品味早起的愉悅，也是十分有意義的。

單單品味可以做到的自我變革，應該也可以實際感受到以往不曾有的充實感與精神上的餘裕，對自然與人的感謝也會在一個人的時候湧現出來！

一旦成功了，就絕對錯不了。人的大腦是非常了不起的構造，這個成功的路徑，就會深刻地刻印在腦海裡。一旦學會游泳的方法，便永遠不會忘記，就是因爲這個緣故。

所以一次的成功，會呼喚下一次的成功，這就是成功的連鎖反應。

以成為晨型家族為目標

改造成為晨型人，或實踐早起健康法，一個人做不如團體一起做。大家可以相互勉勵；如果產生競爭心，還會有相乘效果。

通常睡眠、起床等都是在家裡發生的事，全家一起早睡早起是最好的。全家一起過晨型生活吧！

是不是可以早起，跟這個家庭的習慣有很大的關係。從這一點來看，一般的上班族家庭，因爲一家之主習慣早上很早去公司，所以自然成爲晨型人，而且送丈夫出門的太太也會是晨型人。

如果父母可以早睡早起的話，小孩子自然也會養成早起的習慣。

我的祖父是神社主祭，當然每天早上很早工作，沒聽過有晚睡晚起的主祭吧！而且我的父親也是提倡早起的醫師，母親則原本就是嚴格的早起實踐者，所以我當然就不能不早起。

而過程中也發生過一些曲折，但結果我還是回到早睡早起的生活，這一生應該都不會改變現在的生活形態了！

早起之家的孩子功課好

不只是我家而已，我們小時候，不管是哪家的父母，都會對自己的孩子說：「不要當夜貓子，要早睡早起！」

不管是在什麼時代，沒有父母不希望自己的孩子有精神、擁有目標和理想，活潑地生活。所以早睡早起是基本的要求，「好孩子」和「早睡早起」有相對等的關係。

最近小孩從傍晚到晚上都在補習班，而且父母要求孩子晚上要念書，他們認爲：「進入好的學校，就可以進好的公司或公家機關，這都是爲了孩子著想。」不過這個想法應該是有點偏差的吧？

根據文部省（現在的文部科學省）所實施的家庭意識調查，結果發現，早起的家庭，大多會有優秀的孩子。老師也證實早上早起做習題的孩子，具備集中力，成績也比較好。

根據教師的說法，在魚市場相關地方等早上工作的人家，凌晨三、四點就要起床準備，因此，小孩子也都早早睡覺，因爲家裡的工作不能不幫忙，所以自然就會早起。而且，前一天的功課，也會在當天的早上上學之前做好。

因爲在早上頭腦清醒的時段裡念書，可以記得更牢，整體成績好的孩子也很多。總之，「好的大學」、「好的公司」如果是爲了孩子的幸福著想，養成早起的習慣，應該就可以在早上的時間好好念書了。

這也是我打從心底的願望，希望一家都早起，早上家人一起去散步、做早操，全家一起以悠閒的氣氛吃早餐。

不能強制睡覺

我希望小孩子也能早睡早起，首先父母要先理解早起的意義與目的，為什麼希望小孩早起，一定要清楚說明白。

讀書、做運動、做喜歡做的事，不要讓孩子有厭惡的感覺，他們就會慢慢進步。三個月、半年甚至一年，只要自己也一起早起，一開始可以給予孩子精神上的支持。若是因爲一時心急，勉強孩子去做，一定會失敗。

還有，如果孩子因爲要考試，所以無論如何得早起，在需要得到協助的情況下，也是一個很好的機會，儘可能去幫助他希望可以就此養成成爲晨型人的習慣。

如果沒有這樣的機會，製造無論如何也要早起的狀況，就是父母的工作。

當然，只是為了早起而早起也不是好事。特別是成長期的孩子，因為成長荷爾蒙的分泌與睡眠有密切的關係，所以睡眠時間不能太短。因此，夜晚的時間要如何分割就成了問題。也就是，早睡的問題。

以前的孩子白天玩累了，晚上吃過飯就睡覺；但是現在的小孩子不怎麼運動，晚上很晚才從補習班回來，或是熱中於電玩，成為夜貓子的傾向愈來愈強，加上肥胖的威脅，不能不察覺其危險性。所以不只是起床問題，幾點睡？如何睡覺？也是能否成為晨型人的重要的因素。

假使小孩子早上五點起床，則一定要在晚上九點以前上床睡覺。這個習慣要如何養成是件非常困難的事。強制去做很難，除非使用藥物，否則很難強迫睡覺。為了讓孩子不要成為夜貓子，父母應該一起戒掉熬夜的習慣。如果自己在看電視，卻跟小孩說：「你早一點去睡覺」，這是沒有說服力的。

理想的家庭從早睡早起開始

小孩子要成為晨型人，比單純起床更重要的是——起床以後要做什麼。也就是一開始要給他起床的目的。

沒有目的和想法的話，很容易會有熬夜的情況。例如就算晚上很晚還不睡，如果是爲了參加考試，這是有目的的，所以不能算是熬夜。考試合格以後，進入學校，心不在焉地看電視的深夜節目、沉迷在夜晚的聲色場所，過著沒有目的目標的生活就會熬夜，這對身心健康來說是有害的。

沒有目標理想，冗長地度過夜晚時間的人，對於明天沒有準備，這是一種身心都不健康的狀態。如果對明天有明確的目標和理想，自然就不會熬夜了。

小時候，在遠足或運動會的前一晚，常會因爲太過興奮而睡不著，不過即使這樣，隔天早上也能馬上起床。這是因爲隔天設定了明確的目標，這一點很重要。

因爲我的職業因素，我們家的情況而言，我的妻子也必定得是晨型人。妻子每天早上五點半左右起床，然後年幼的長女也在六點起床，接著是長男，結果全家人不知不覺都早起了。

因爲他們都知道早起的意義，所以全部都把早起當作日常的習慣，固定這麼做。正因爲如此，我想我們是慢慢地習慣早起的。

而且，因爲家中每個人都可以理解早起的意義，所以即使發生特別的事情的時候，一家人也很容易團結一致。

女兒正處在高中考試的階段，這是個很艱難的時期，但是因爲她從進入中學開始就練習書法，我想精神上是有所依靠的。

若是父母以溫暖的親情來對待孩子，孩子一定可以優秀地長大成人。像這樣的孩子，必定可以早睡早起。

總括來說，夜貓子型的家庭，父母只會用自己的感覺斥責孩子。這種時候，小孩可能只想儘可能從父母身邊逃離。而且，這會使家庭內成員各自孤立，沒有目的的熬夜就是造成這種結果的原因。

熬夜的話，小孩沒有消除壓力的方法。如果說可以從熬夜中得到滿足感，那只不過是要從父母看不到的世界中得到滿足感。這麼一來，父母小孩都是不幸的。

親子可以一起放鬆、什麼都可以說、什麼都可以做，這就是理想的家庭吧！

我最近很少看到「與自己的孩子一起熱中某件事」的父母，但只是這樣還有救。如果說是這樣的家庭的話，只要在毀壞以前救回來就可以了！

晚上一起睡覺、白天一起起床，家族圍著餐桌、總是笑聲不絕於耳……

希望家庭是像這樣描述的。不，這才是眞正家庭的樣子吧！而且，支撐這樣的家庭的，就是早睡早起。

一天擁有二十四小時以上的時間

財富可為人生帶來生活的意義，指引各種幸福的方向。不過財富是可遇不可求的，不管怎麼努力，也會有得不到的時候。

在近代民主國家，擁有的權利確實是人人平等的。不過實際上自己期望的事物能否得到，又是另外一回事了。石川啄木說過：「工作再工作，仍無法馬上得到快樂的生活。」實際上這是一首悲傷的歌，果然，還是無法人人平等吧！

但是，有一樣東西是政治家有、有錢人有、市井小民也有，甚至普天下萬人都平等共有的。

那就是時間。

再怎麼貪婪的獨裁者，一天也絕不會有二十四小時以上的時間，他無法從貧窮村子裡的人奪取時間。一天二十四小時的時間，都是我自己所有的，也是你自己所有的。如此重要的恩賜，我們應該要更加積極地活用，提升自己，豐富人生。根據使用方法，可以換得金錢或財產，甚至發揮更大的力量。

不過偶然當我們回頭看的時候，那麼重要的時間不知怎麼就浪費掉了，不知道是怎麼無意義地虛耗了。

我們可能會說：「一直追逐工作或學習，好像沒有什麼自由的時間。」但是，請好好想一想。

例如出席異業交流會等朝會的企業經營者中，不少是分秒都在工作的人。但是他們自己絕對不想讓自己成爲「時間的奴隸」。所以在百忙之中，也可以善加控制自己的時間，讓心靈總是保持餘裕。與他們實際交談之後，就會很明白了。他們給人一種說不出的溫暖。

總是把「沒有時間、好忙啊」掛在嘴邊的人，以接待或是會面爲藉口，到深夜還在喝酒，金錢與健康都減少的人非常多。像這樣的人心裡沒有餘裕，即使和他們接觸，也會感覺到語中帶刺的冷漠。

每天無端浪費時間的人也是，一直覺得被時間追趕，這就是無法控制自己的時間的證明。所謂不能控制，是指很多時間都被浪費掉了。浪費時間，人生當然也浪費掉了。

掌握能不能控制時間的關鍵就是「早晨」。讓我再說一次：

「能控制早晨的人，就能控制人生。」

對你來說，現在是最好的機會

我的研究所中進行的是所謂的「稅所式早起身心健康法」，授以細分的教育課程，特別對想克服心病的人，有專門指導課程。

本書中，並未省略細分的教育課程，只是簡化了課程內容，我以不管是誰都可以在不勉強的情況下改變自己成爲晨型人的方法和觀點來討論。

所以，已經讀到這裡的讀者，不管是誰，絕對可以發現自己也能簡單地做到。可能會有人覺得過於簡單而大失所望。沒錯！沒有比早起更簡單的事情了，因爲這只是找回自然的樣子而已。

不過，千萬不要忘記，這種「好像可以做到」的感覺，與「可以做到」

是完全不一樣的。

改變成爲晨型人更重要的一點是，讀完本書之後，馬上去實行。

而且，當察覺到的時候，就是最好的機會，這時不管心理層面或是生理層面都是呈現最好狀態的時候。

現在這個時候，是不會再回來了，錯過現在的人，就是錯過永遠的人，甚至變成錯過一生的人。

後記

鹿兒島縣的東北部、霧島山山麓，坐落著霧島神宮。原本是位於天孫降臨之地的高千穗的川原附近，不過因爲偶爾的火山爆發，所以移到現在的場所。而且，祭祀天孫起源的霧島神宮境內一角，有一座稅所神社。

每年四月二十八日，稅所家一族就會在那裡聚集，進行「稅所祭」，我也是家族的一員，所以每次都不缺席。

提到稅所，原本是平安時代的官公廳（政府機關所在地）之一，這個名字是來自向各地徵收稅款的工作，也就是現在的國稅局。

稅所後來成爲一族的姓氏，因爲職業是世襲的，所以後來才會從事祭祀相關的工作。剛開始受封稅所之名的是宇多天皇的皇子之一敦實親王的子孫藤原篤如，所以稅所家世代都是神官之家。

傳說古代朝廷的政治都是從日出就開始的，特別是與神明相關的工作者，每天天未明就要起來淨身。這個意思是說，我們稅所家從千年以前開始就是早起的家族。

文中也曾寫過我開始早起是在七歲的時候，每天早上父親都帶我散步到明治神宮。

父親稅所厚是稅所家第十六代繼承人，雖然他不得不繼承我祖父留下來的神官之職，但是因爲年輕的時候就有罹患強度精神官能症的痛苦經驗，所以他有了不同的志向，立志往醫師之路前進。不過，雖然世代都繼承的早起習慣，還是有可能半途而廢，故他以醫師的立場施行早起療法，自我實踐早起健康法，並且向世人提倡。

父親注意到早起的好處，並且開始早起是因爲他當軍醫的經驗。如同非洲草原中的草食動物一樣，在戰場上，在夜裡也無法好好睡覺，所以很容易失去早、中、晚的規律。

特別是軍醫，站在保護士兵重要生命的立場上，所以不能不好好地控制自己的身心。父親原本就有神經方面的問題，所以他用早起法來達到安定精神的目的。

戰後他開始推行早晨的早起健康法，從早上到中午則進行心理療法，下午則變爲整形外科的醫師。我的父親收集了國際睡眠學會、心理醫學會等二十個以上的學會資料，自己也實踐了四十年以上的早起健康法，身邊也看過很多的治療例子。

結果我也是在經過重重波折之後，走向與父親一樣的路，不禁令人感慨萬千。

在「文庫版前言」中曾提到，距本書之前所發行的單行本，已經過了四年了。

那個時候我寫了很多本關於早起療法與早起健康法的書，在講談社生活文化第二出版部的村井浩先生的勸誘之下，以「不勉強、自然的在不知不覺中成爲晨型人的方法」的觀點，來思考早起這件事。

村井先生在想辦法企劃這本書的同時，自己卻每天都受不了夜晚的誘惑，在多次嚐到挫折的痛苦經驗之後，他想是不是有更愉快的方法，因而發想了這個企劃。

而且，同時他連絡我要把這本書加入「講談社＋α文庫」的系列中，爲了討論這件事，我們有了久未重逢的會面。

因爲長期從事早起諮詢的工作，所以即使是第一次見面的人，只要一看到，我就大概知道他是夜型還是晨型的人。四年前的村井先生，一看就知道是屬於夜型的人。

他從學生時代就過著夜型的生活，加上講談社導入責任制，員工各人依照自己的工作內容決定上班的時間，所以變得非常不規則；加上晚上的時間會與作者邊喝酒邊討論，所以可說是不折不扣的夜型人。

可是，這次會面的時候，我心裡「哎呀」了一下。與以前的印象完全不同，好像脫胎換骨似的，打從心底心情愉快的樣子。一問之下，他開始從固定睡六個小時的早起，以三十分鐘慢慢地改變，現在已經完全實踐了「晨起」。

他並不是面臨了特別悲壯的決心，反而是照著所期待的希望，幾乎沒什麼努力，在數個月之內，就自然地改變爲晨型人。

大概是因爲這是回到人類原本的狀態而已，所以沒有努力或是辛苦等討厭的感覺；而無法順利做到的原因，是因爲社會的結構形成不自然的樣貌而已。

我們現在已經面臨到對於地球環境與生態的問題，必須改變想法的時期了。

而這也將成爲我今後的課題。

平成十三年六月　寫於霧島神宮

稅所弘

國家圖書館出版品預行編目資料

100天變成晨型人的方法 / 稅所弘著.
-- 初版. -- 臺北市 : 大 塊文化, 2008.05
面 ; 公分. -- (smile ; 64)

ISBN 978-986-213-058-2(平裝)

1. 睡眠 2. 睡眠生理 3. 養生

411.77 97006574

LOCUS

LOCUS

LOCUS

LOCUS